KB249191

현대가정의학시리즈 35

한평생 온 가족 건강을 위하여

유산 · 조산의 예방과 치료법

(완벽한 그림해설! 이론과 실천요령 총망라!)

현대건강연구회 편

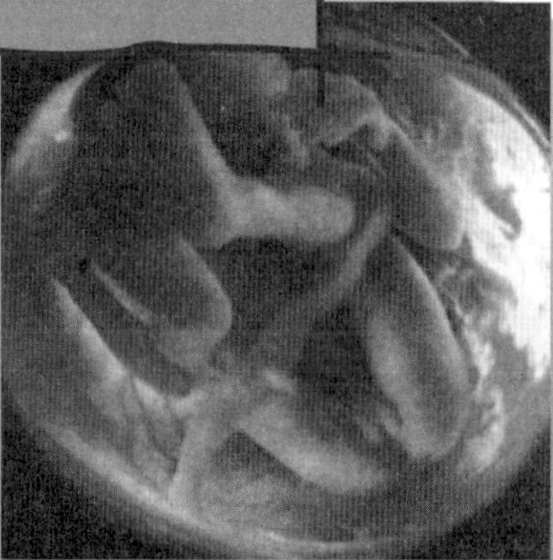

太乙出版社

머 리 말

모처럼 임신을 하고도 도중에 유산이나 조산을 반복하여 도저히 건강한 아이를 가질 수 없는 부부를 흔히 볼 수 있다. 이와 같이, 임신이 되어도 뭔가의 원인에 의해 태아의 생명을 끝까지 유지할 수 없는 것을 불임증과 구별해서 학문적으로 불육증(不育症)이라고 하는 말을 사용하는 경우가 있다.

불임증도 불육증도 아이를 축복받지 못하는 점에서는 부모의 고민은 같지만 의학적인 내용은 상당히 다르다. 첫째, 불육증의 경우는 어쨌든 임신이라고 하는 현상은 일어나기 때문에 그것을 어떻게든 분만 예정일 가까이까지 유지시키는 방법을 생각하면 되는 것으로 그 점에서는 불임증의 경우보다 아이를 가질 수 있는 가능성은 크다고 할 수 있다.

그러나, 모처럼 임신을 하고도 유산·조산을 반복한다고 하는 것은 다른 측면에서 보면 모체에 그만큼 체력적인 부담을 주게 되고 또한, 그때까지 희망을 가지고 있던 일이 도중에 잘못되기 때문에 오히려 정신적 충격을 받기도 한다. 이와 같은 이유에서 몇 번인가 유산·조산을 반복한 부부 중에는 일생 아이를 포기하는 사람도 볼 수 있다. 이상과 같은 점을 종합해 보면, 이런 부부의 고민은 불임증 부부의 경우와 조금도 다르지 않다고 할 수 있다.

유산·조산의 원인으로써 학문적으로 확실한 것은 많이 있다. 그러나 실제 문제로서 유산·조산이 일어난 사람 개개인에 대하여 각각의 원인을 확실히 단정할 수 있다고는 할 수 없고, 오히려 원인을 모르는 경우가 많을 정도이다. 따라서, 다음 임신에 대한 대책도 세우기 어려운 경우가 흔히 있다.

이와 같이, 최근의 의학의 진보에 의해서도 아직 유산·조산의 전부가 해결된 것은 아니다. 치료면에 있어서도 아직 앞으로 남겨진 문제가 많이 있다. 예를 들면, 종래 치료법 중에서도 가장 중요시되어 온 황체 호르몬에 관해서도 그 효과의 평가에 여러 가지 문제가 제기되고 있다. 그러나, 현재도 검사를 여러 가지 실시해서 이상의 유무를 확인한 후에 다음의 임신 계획을 세우고 혹은 필요한 예방이나 치료를 임신전부터 계획적으로 실시함으로써 유산·조산의 예방이 가능한 경우는 얼마든지 있다. 이와 같은 점을 깨닫지 못하기 때문에 유산·조산을 반복하고 있는 경우도 절대 적지 않다.

이 책은, 이와 같은 고민을 가진 부부의 희망을 이루기 위한 가정용 지도서로서 집필된 것이다. 불임증과 마찬가지로 중요한 이 문제에 관해서는 지금까지 일반용의 자세한 책이 없었기 때문에 도움이 되는 바가 많을 것이라고 생각하고 있다. 특히 이 책 속에서 노력을 기울여 쓴 부분은 유산·조산을 원인별로 살펴보고, 각각을 따로따로 '질문──회답' 형식으로 자세히 설명한 부분이다. 그리고 그 중에는 세상에서는 유산·조산의 원인이라고 믿겨지고 있으나, 학문적으로는 큰 의미를 갖지 못하는 것도 가능한 한 들도록 했다. 그것이 사실인지 어떤지, 의학적으로는 얼마만큼 의미가 있는가 하는 문제도 일반 사람에게 여러 가지 참고가 된다고 생각했기 때문이다.

유산·조산을 예방하기 위해서는 우선 임신 사실을 빨리 아는 것이 중요하다. 유산·조산의 대부분이 임신 제3개월 사이 일어난다고 하는 사실도 빨리 임신한 것을 알고, 빨리 그 대책을 세우는 것이 중요하다는 것을 의미하고 있다. 임신을 가장 빨리 알고, 또한 유산을 예지하는 방법의 하나이기도 한 기초 체온은 가정에서 측정해서 스스로 판단할 수 있는 매우 중요한 수단이기 때문에, 그 점도 특히 자세히 설명하였다. 기초 체온은 넓게 불임증이나 피임의 영역, 혹은 월경 불순이나 부정 출혈의 진단과 치료에도 응용되기 때문에 그런 목적을 위해서도 도움이 되리라고 생각한다.

제3장/원인으로 본 유산과 조산 ·················41

제4장/유산 · 조산의 징조 ····························· 139

제8장/유산 · 조산을 예방하기 위해서는 213

제9장/습관 유산(習慣流産) 223

제10장/다음의 임신 계획 235

제 11 장/미숙아(未熟兒)가 태어나면 ·········· 241

부록/기초 체온의 지식 ·· 247

제 1 장

유산(流産)과 조산(早產)이란?

유산, 조산의 이야기 본제에 들어가기 전에 유산과 조산이란 어떤 상태를 말하는지 설명하고자 한다. 그러기 위해서는 우선, 임신하고 있는 기간에 대해서 설명하기로 하겠다.

□정말로 임신하고 있는 기간

흔히 10개월 10일이라고 하는 말이 있다. 임신하고 나서 이만큼의 기간이 지나면 태아는 충분히 생육해서, 만기 출산(滿期 出産)에 출생한다고 생각하고 있는 사람이 많은 듯 하다. 그러나 실제로 이 계산은 잘못되어 있고, 또 사실 이 말은 가끔 오해를 낳는 원인이 되고 있다.

기초 체온을 정확히 측정하고 있는 사람이 임신했을 경우, 그 저온기의 최종일을 배란일로서 분만까지의 일수를 계산한다. 인공 수정을 실시해서 한번에 임신한 사람에 대해서도 마찬가지로 분만까지의 일수를 계산하는 등의 방법에 의해 자세히 조사해 보면, 배란하고 나서 분만까지의 기간은 평균 266일(38주)이라고 한다. 배란이 일어난 시기에 곧 수정된다고 생각하고 있기 때문에 수정부터 분만까지도 같은 일수가 된다.

266일이라고 하는 수는 보통의 월수로 계산하면 9개월도 채 안 된다. (8개월 24일에 해당한다) 따라서 도저히 10개월 10일이라고 하는 계산이 되지 않는다. 나중에 서술하듯이, 보통 임신 몇 개월이라고 할 때는 1개월을 28일, 즉 음력의 계산법으로 더구나 최종 월경의 시작일부터 계산해서 세어 가지만, 그래도 10개월 10일이라고 하는 계산은 되지 않는다.

□분만 예정일과 임신 개월수를 세는 법

앞에 서술했듯이, 정말로 임신하고 있는 기간, 즉 임신의 지속 기간은 주수로 말하자면 38주이다. 따라서 배란일 또는 수정한 날(이 날에 임신했다고 생각되는 성교일)이 확실하면, 그 날에 38주를 더한 날이 분만 예정일이다. 그러나, 실제로는 기초 체온을 정확히 기록하고 있었다든

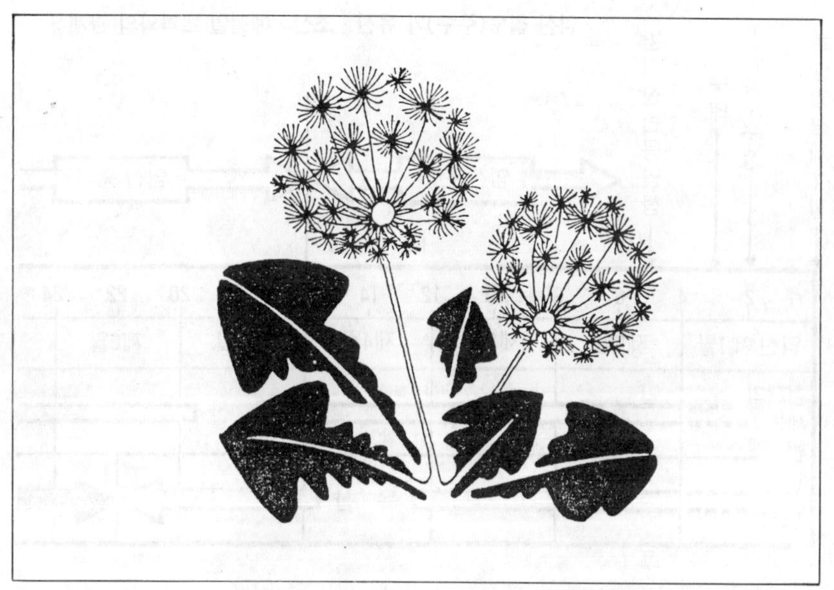

가, 마침 그 주기는 1회밖에 성교의 기회가 없었다든가, 인공 수정으로 임신했다든가 하는 경우를 제외하면, 언제 어느 날에 임신했는지 정확하게는 알 수 없다. 그런데 예전부터 출산일은 최종 월경의 첫날에 280일을 더한 날을 중심으로 해서, 그 전후에 분만하는 경우가 많다고 하는 사실이 경험적으로 알려져 왔기 때문에 현재에도 보통은 이 방법에 의해 분만 예정일 계산이 이루어지고 있다.

예를 들어 최종 월경이 1월 1일부터 며칠간 있었다고 한다면, 그것에 280일을 더한 날, 즉 10월 8일이 분만 예정일이 된다. 그리고 그 사이의 280일(40주)을 10등분하고, 각각의 28일(4주)을 1개월로 생각해서 처음부터 임신 제1월, 제2월……이라고 제10월까지 센다. 1월 1일이 최종 월경의 첫날인 경우 1일은 0일로 하고, 1월 29일까지가 임신 제1월이고 다음의 1월 30일부터 2월 26일까지의 4주간이 임신 제2월이 된다.(아래

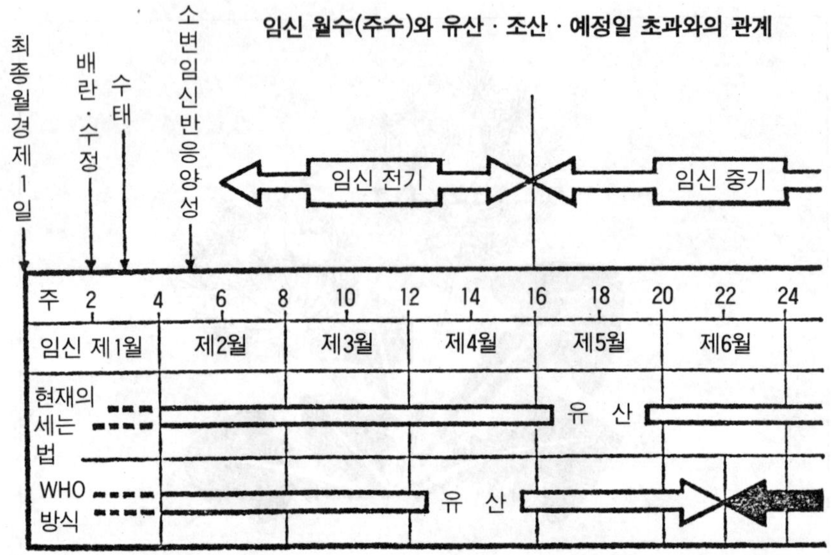

그림 참조)

이렇게 해서 계산한 임신 제10월(소위 임신 10개월)의 최종일이 분만 예정일에 해당된다. 반복해서 서술하면, 최종 월경의 첫날부터 세어 꼭 40주째가 분만 예정일에 해당한다. 이 계산법은 28일형의 월경 주기를 전제로 해서 산출한 것이다. 이 경우, 최종 월경부터 세어 14일경에 배란이 있게 된다. 따라서 그로부터 분만 예정일까지의 기간은 40주 마이너스 2주의 38주(266일)가 되어 앞의 계산과 일치한다.

□월경 불순의 경우의 계산법

최종 월경의 첫날에 280일(40주)을 더해서 분만 예정일을 산출하는 방법은 앞에도 서술했듯이 월경 주기가 28일형이라는 사실을 전제로 하고

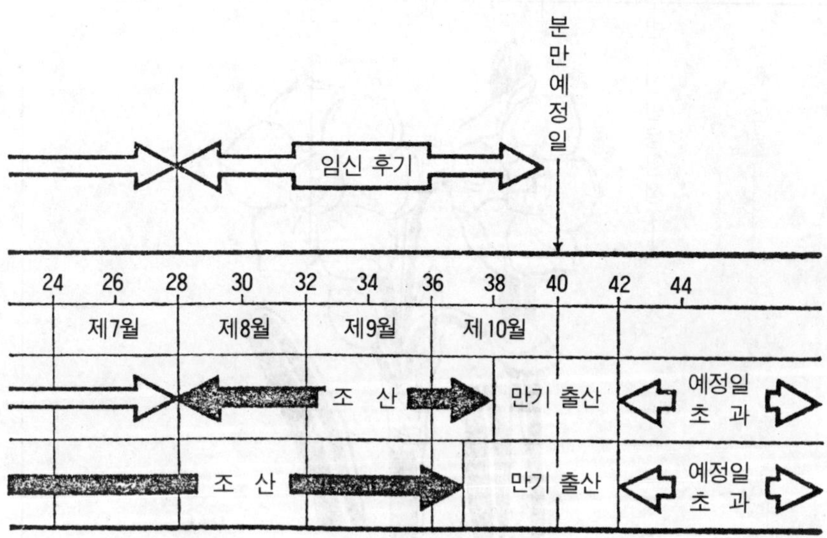

있다. 따라서 월경 주기가 이것으로부터 빗나갈 경우에는 그 기간만큼 보정할 필요가 있게 된다. 실제 문제로서 분만 예정일이라고 하는 것은 그 무렵에 분만이 이루어진다고 하는 표준일로서 엄밀하게 정해지는 것은 아니다. 따라서 월경 주기가 25일형이라든가, 32일형이라든가 하는 이유로 일일이 보정을 요할 정도의 의미는 없다. 그러나 매월 월경이 1주일 이상 늦어진다든가, 2개월에 1회밖에 없다든가 하게 되면 그 늦어지는 기간만큼 감안해서 계산해 둘 필요가 있다.

예를 들면 월경 주기가 40일형의 경우는 28일형의 사람보다 12일간 주기가 길기 때문에 매월의 배란도 28일형에 비해 12일씩 늦다. 따라서 최종 월경이 1월 1일부터 시작되었을 경우, 28일형 사람의 분만 예정일은 10월 8일이 되지만, 40일형의 사람은 10월 20일이라고 계산해 두는 편이 확실하다.

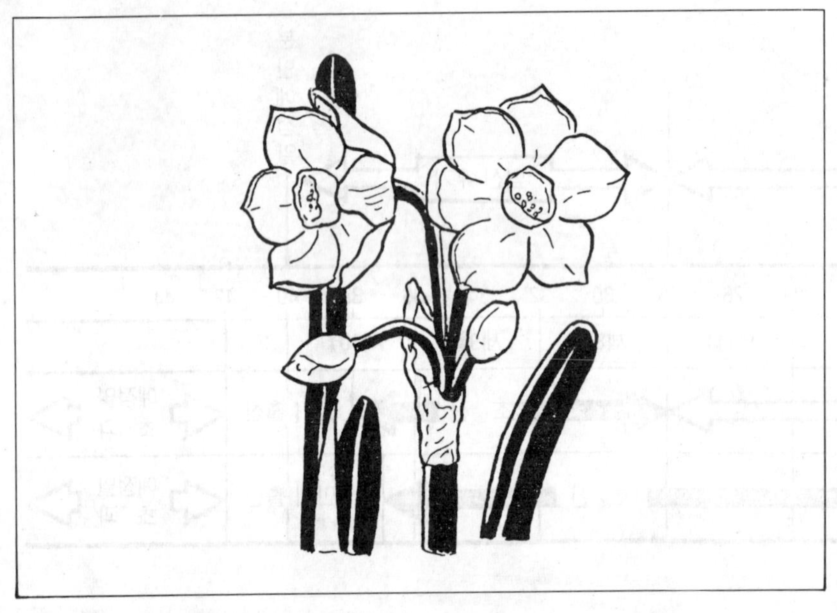

□만기 출산과 유산 · 조산 · 예정일 초과

　분만 예정일이라고 해도 그 날에 출산하는 사람은 아주 일부이다. 그러나 대부분의 임산부는 그 예정일의 전후에 자연히 진통이 시작되고, 정상으로 분만이 이루어진다. 산과학적으로는 임신하고 나서 임신 제7월말(임신 28주)까지에 태아나 태반이 자궁으로부터 나와 버리는 것을 '유산'이라고 말하고 있다. 이것이 자연히 일어나면 자연 유산, 인공적으로 일어나면 인공 유산이라고 한다.

　그 후의 임신 제8월에 들어가고 나서 임신 제10월 중순(임신 38주)까지에 태아나 태반의 만출(娩出)이 일어나면 '조산'이라고 한다. 이것에도 역시 자연 조산과 인공 조산의 구별이 있다. 분만 예정일을 중심으로 해서 그 전 2주일과 그 후 2주일을 더한 기간, 즉 임신 38～42주까지의 합계

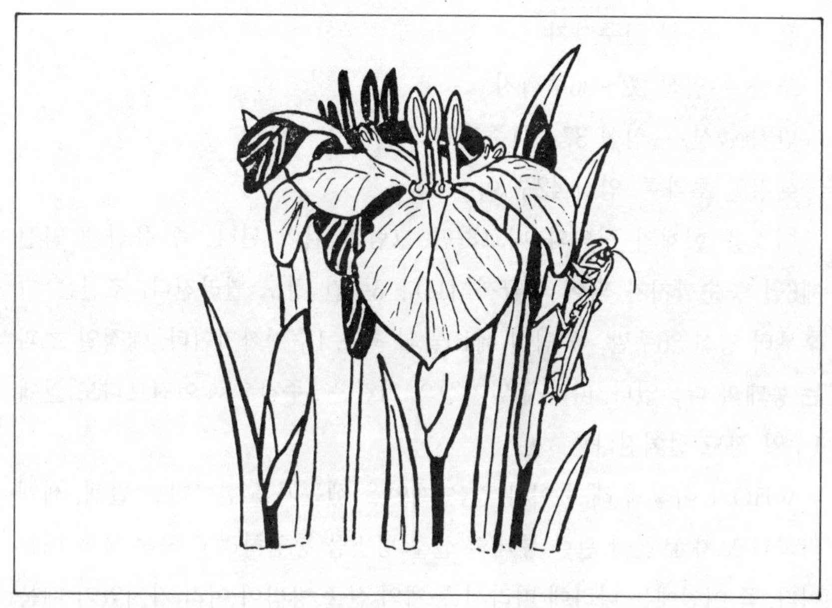

4주간에 출산했을 경우는 '만기산' 혹은 '정기산'이라고 부르고 있다. 이 기간의 분만이 정상 시기의 분만이라고 생각되고 있다.

임신 42주가 지나서 분만했을 경우를 '예정일 초과'라고 한다. 이와 같이 분만 시기에 의해 표현 방법이 4종류로 나눠지고 있다.

□유산 · 조산, 만기 출산의 새로운 사고법

최근의 의학 진보로 인해 태아의 발육은 이전보다 향상되고 있음과 동시에 미숙아의 보육 기술의 발달로 인해 조산한 아이도 생존할 가능성이 이전보다 높아졌다. 이와 같은 사실에서 WHO(세계 보건 기구)에서는 종래의 사고 방식 대신에 다음과 같은 새로운 생각을 채용하는 것은 어떨까 라고 제안하고 있다. 그것은 다음과 같다.

유산——임신 21주까지

조산——임신 22~36주까지

만기 출산——임신 37~41주까지

예정일 초과——임신 42주 이후

이것을 현재의 정의와 비교하면 그림과 같이 된다. 즉 유산은 임신 제6월 중순까지가 되어 지금까지보다 6주간 정도 빨라진다. 조산은 그 후부터 임신 36주말, 즉 임신 제10월의 최초 1주째까지이다. 예정일 초과는 종래와 다름없다. 따라서 만기산의 기간은 5주간으로 이전보다도 앞에 1주일 정도 길어진다.

WHO가 어떻게 해서 이와 같은 제안을 했는가를 한마디로 말해, 세계 각국의 모자 보건에 관한 통계의 산출 방법을 통일하려고 하는 목적 때문이다. 즉 이전에는 나라에 따라서 통계의 산출 방법이 여러 가지였기 때문에 나라간의 비교를 하려고 해도 상호의 수치를 비교할 수 없다고 하는 문제가 있었다. 또한 세계 전체의 여러 가지 수치의 통계를 내려고 해도 통일된 방법이 없었기 때문에 그런 통계를 계산할 수 없다고 하는 문제가 있었다.

그래서 이번에 새로운 제안을 해서, 만일 세계 각국이 이 방법에 의한 것을 인정한다면 앞으로는 당분간 이 새로운 정의에 따라서 계산해 나가자고 하는 것이다. WHO의 제안은 이 뿐만 아니라, 예를 들면 임신 기간을 세는 법, 저출생 체중아의 정의를 비롯하여 여러 가지 모자 보건의 통계 수치의 계산법이 정해져 있다.

제 2 장

이렇게 많은 유산과 조산

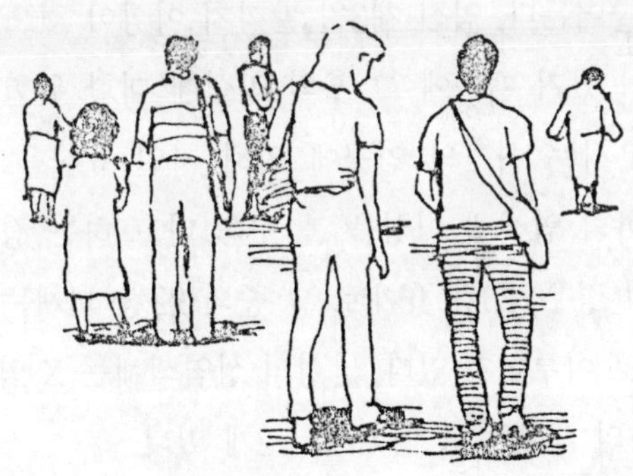

□임신 초기에 많은 유산(流産)

보통 '유산'이라고 하면 자연 유산이라고 하는 경우가 많지만, 넓은 의미에서 말하자면 인공 유산(인공 임신 중절)도 유산에 포함된다. 지금 여기에서 문제로 삼고 있는 것은 물론 자연 유산이지만, 자연 유산과 인공 유산은 역시 떼어서는 생각할 수 없는 경우가 많다. 그것은 나중에 서술하듯이 인공 중절이 자연 유산의 원인이 되는 경우가 많기 때문이다.

유산은 수정하고 얼마 되지 않아서부터 임신 제3월(임신 12주)까지 가장 일어나기 쉬워 유산 전체의 80~90%가 이 시기에 볼 수 있다. 그 기간 중에서도 착상후의 임신 초기일수록 유산의 빈도가 높다고 한다. 그 이유로서는 두 가지를 생각할 수 있다. 하나는, 태아가 자궁속에 완전히 정착해서 모체로부터 영양을 받아 들이기 위한 태반이 완성되는 것은 임신 제4월의 시기이다. 따라서 이 시기를 무사히 지내면, 자연 유산의 가능성은 훨씬 줄어든다. 임신 제3월 말까지 이상이 없으면 이제 태반은 대부분 완성되어 있기 때문에 그 후의 임신에 대한 위험성은 적어진다.

두번째 이유로서는 최근의 연구에 의해 자연 유산을 일으킨 경우의 20~40%에 태아의 염색체 이상을 볼 수 있다고 하는 점을 들 수 있다. 염색체는 사람의 경우, 23쌍 46개로 그 중의 22쌍 44개는 상염색체, 1쌍 2개는 성염색체로 이루어져 있다. 남성의 성염색체는 X 염색체와 Y 염색체가 1개씩 여성의 경우는 X 염색체가 2개 있다.

수정란이 분열 발육해서 생긴 태아에게 이런 염색체 수의 이상, 혹은 형태의 이상이 일어나면, 그 후의 발육 과정에 중대한 장해가 일어나서 이윽고 발육은 저지되고 자연히 유산되어 버린다. 그 빈도는 자연 유산 중에서도 이와 같이 상당히 높은 비율을 차지하고 있다. 염색체 이상은

상염색체에 일어나느냐, 성염색체에 일어나느냐, 또는 그것이 수의 이상
이냐, 형태의 이상이냐에 따라서 일어나는 이상의 형태도 여러 가지이
다. 만일 이것이 그대로 발육을 계속해서 임신 말기까지 자라 보통으로
분만되면 여러 가지 형태의 '선천 이상'의 아이로서 태어난다. 이와 같은
이상 태아는 생명력이 약하기 때문에 대부분은 임신 중에 죽고, 유산이라
고 하는 형태로 배출되어 버리는 경우가 많다. 이것이 자연 도태의 한
형태라고 말할 수 있다. 그러나 가끔 유산·조산이 일어나지 않고 그대로
자라 태어나게 되면 이상아류에 들어가게 된다.

□태아 사망의 시기와 유산의 시기

　태아가 사망하면 유산이 시작된다, 혹은 유산이 일어나는 시기까지는
태아가 살아 있다고 생각하고 있는 사람이 많은 것 같다. 물론 이와 같은
경우가 많은 것도 사실이다. 예를 들면, 임신 제5월에 경관 무력증으로
갑자기 파수가 일어나서 유산이 진행될 경우에는 태어난 아이는 호흡력이
없기 때문에 살 힘은 없지만 출산후 잠시 심장이 움직이고 있는 경우가
있다. 그러나 반대로 태아는 자궁내에서 사망해 버렸음에도 불구하고,
유산의 증상이 상당히 늦게 나타나는 경우도 많고, 혹은 언제까지나 증상
이 나타나지 않는 경우조차 있다. 예를 들면 임신 제3월 중순에 유산의
징조가 나타나도 태아의 발육은 이미 제2월말에 멈춰 있는 경우가 있다.
　이것은 임신 제4월의 유산에 대해서도 말할 수 있다. 앞에 서술했듯이
자연 유산은 그 대부분이 임신 제3월말까지 일어나는 것으로서 그 시기를
지날 때까지 태아가 순조롭게 발육을 계속했을 경우는 유산의 위험성은
훨씬 줄어든다. 따라서 임신 제4월의 자연 유산이라고 하는 경우는 적

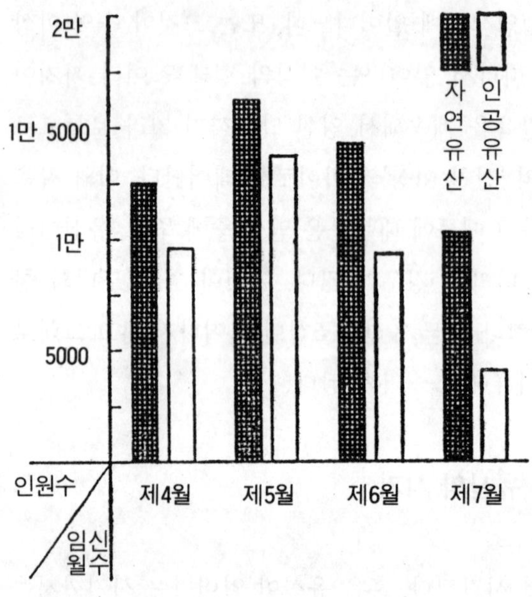

고, 그 시기에 유산했다고 해도 실제로는 임신 제2, 3월의 어느 시기에 태아의 발육이 멈춰 버리고 있는 경우가 대부분이다.

만일 태아나 태반의 발육이 임신 제3월에 멈추면, 임신 제4월에 유산했다고 해도 산과학적으로는 임신 제3월의 자연 유산이라고 해야 한다. 만일 제4월의 초까지는 순조롭게 발육하고, 그 후에 유산이 일어났다고 한다면 그것은 법률적으로 '사산'으로 취급된다. 즉, 양친에게는 사산 신고서를 관청에 제출할 의무가 생김과 함께 또 그 사산아를 처치하기 위해서는 일반 사체와 마찬가지로 법률에 근거해서 매장을 해야 한다.

□유산은 어느 정도 일어나는가

인공 유산은 태아의 발육 상태에 관계없이 인공적으로 의사가 기계나

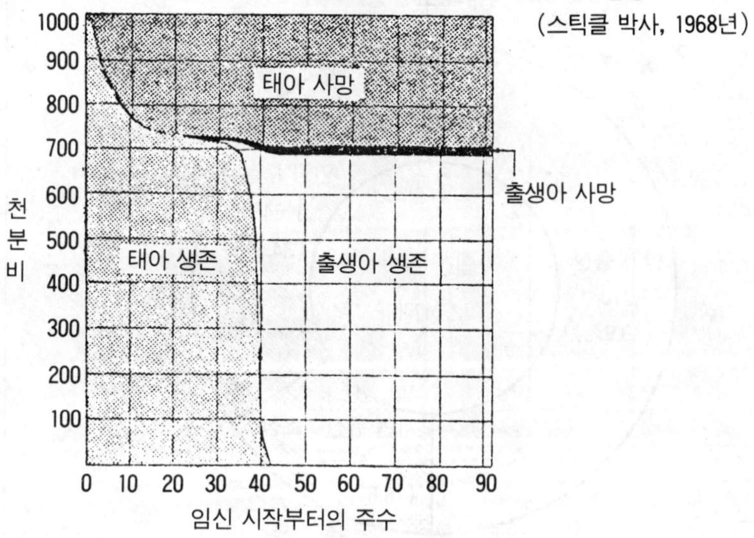

약을 이용해서 유산시키는 방법이기 때문에 여기에서는 문제 외로 하고, 임신했을 경우에 보통 어느 정도 자연 유산이 일어나는지 살펴 보도록 하자. 여기에서 알아 두기 바라는 것은 자연 유산이 일어난 후, 자궁속을 깨끗이 소파하는 수술을 해도, 그것은 역시 자연 유산이라고 해야 한다. 조금이라도 기계로 자궁의 내용물을 내보내면 인공 유산이라고 오해하고 있는 사람을 가끔 볼 수 있기 때문에 일단 여기에서 확실히 해 둔다.

수태해도 그 사이에 자연 유산이 되는 경우는 어느 정도의 빈도를 나타 내는가. 지금까지의 학자의 보고는 가지 각색으로 10~35%까지 여러 가지이다. 이것은 학자의 통계 산출법도 여러 가지라는 점, 임신의 극히 초기 유산은 확실치 않은 경우가 있기 때문에 그것을 넣느냐 어떠냐에 따라서도 숫자가 달라지는 점 등에도 기인한다.

여기에 흥미 있는 그림을 소개하고자 한다. 미국의 스틱클 박사의 연구

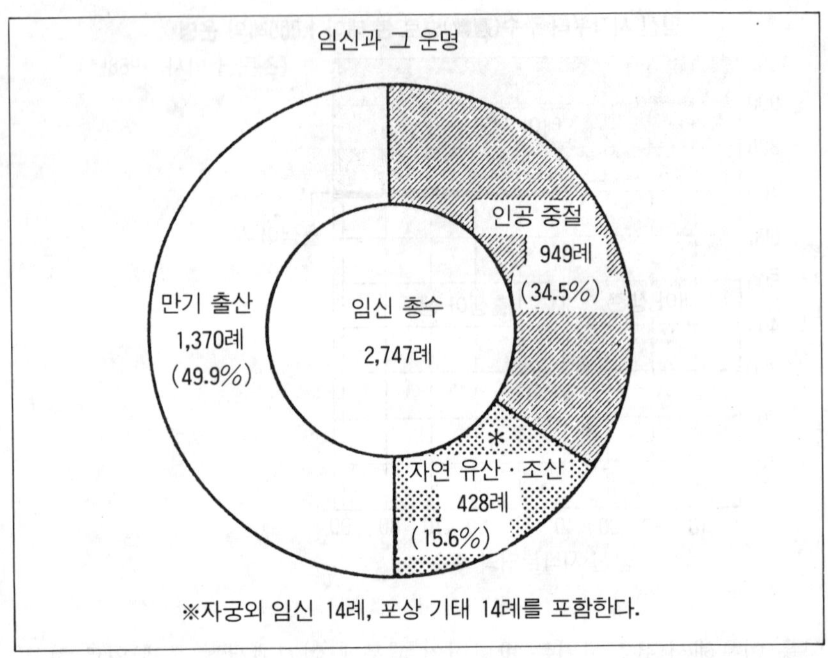

에 의하면 임신초부터 본 태아의 운명을 조사한 결과, 그림과 같이 되었
다. 즉, 임신이 1,000명에게서 일어났을 경우, 임신 경과가 진행함에 따라
서 자연 유산·조산이 일어나서 태아는 사망의 운명을 거친다. 그리고
나머지가 출생한다. 그러나 조산중에는 생존하는 아기도 있고, 또 만기
출산을 해도 그 후 사망하는 아기도 있기 때문에 최종적으로는 출생아
생존, 출생아 사망, 태아 사망의 3가지로 나눌 수 있게 된다.

이렇게 해서 조사해 보면 여기에서 문제가 되는 태아 사망은 전체의
30%에 가까운 사실을 알 수 있었다. 그리고 그 중의 대부분은 임신 초기에
유산되어 전임신의 약 25%가 유산이 된다. 이와 같은 통계를 H산부인과
의 외래 환자에 대해서 조사를 한 적이 있다. 즉, 1,050명에 대해서 과거의
임신력과 그 결과를 자세히 조사해 보았더니 전체적으로 합계 2,747회

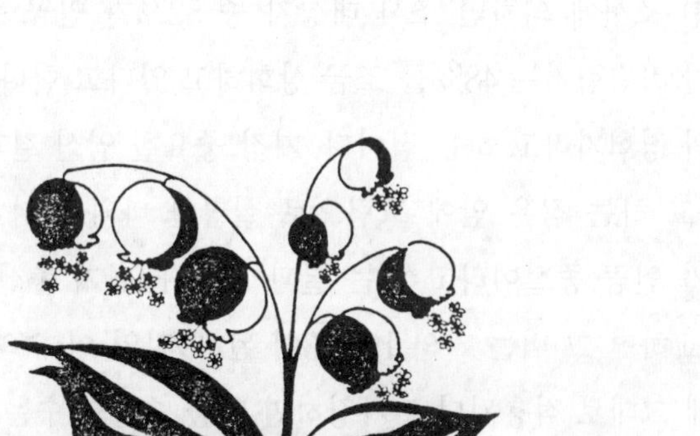

(1인 평균 2.6회)의 임신을 경험하고 있으며 그 결과는 그림과 같이 되었다.

이것으로 보면 알 수 있듯이 임신이 성립한 후의 운명은 만기 출산한 사람이 약 50%, 자연 유산·조산이 약 15%, 나머지 약 35%는 인공 임신 중절이다. 여기에서 인공 임신 중절을 제외하고 생각해 보면, 만기 출산과 자연 유산·조산을 합친 것 중에서 자연 유산·조산이 일어난 빈도는 약 25%로 앞의 스틱클 박사의 통계와 비슷한 숫자가 된다.

□인공 임신 중절의 현상

우리 나라는 중절 천국이라고 이름이 붙을 만큼 인공 임신 중절이 많다고 흔히 일컬어진다. 그럼 실제로 어느 정도의 인공 중절이 이루어지고 있는지 살펴 보고자 한다.

어떤 조사에 의하면 조사 대상자 중 52%가 인공 중절의 경험자이고, 나머지 비경험자는 48%를 조금 상회하고 있다고 한다. 2명에 1명은 인공 중절의 경험자라고 하는 점이다. 가장 중요한 임신 결과가 어떻게 되었느냐 라고 하는 점은 앞에 그림으로 설명한 바와 같다. 즉 전임신수의 약 35%가 인공 중절이라고 하는 결과가 된다. 만기 출산한 숫자와 이 숫자를 비교하면 그 비는 거의 10대 3이 된다. 만일 이 수의 비가 인공 중절의 실태에 그대로 적용된다고 가정하면 인공 중절의 수는 출생수의 약 7할이 된다.

그러나 최근에는 수태 조절의 지식이 보급됨과 동시에, 필(경구 피임약)이나 IUD(자궁내 피임 기구)의 지식이 보급되어 왔기 때문에 인공 중절이 이전보다 줄어든 것은 확실하다. 의학적인 문제 뿐만 아니라 큰 사회 문제를 포함하고 있는 것이 사실이다. 그러나 인공 임신 중절이 인구 억제에 기여한 역할은 크고, 또 인공 중절의 자유화는 여성의 권리 확장과 함께 세계적인 경향이기까지 하다. 따라서 인공 임신 중절은 유해하다고 간단히 취급할 수만은 없는 문제이다.

□인공 임신 중절과 유산 · 조산 · 자궁외 임신(子宮外姙娠)

단, 인공 임신 중절은 그것을 한 사람 개인에 대해서 말하자면 그 장해점에 대해서 여러 가지 문제점이 있다. 그 중에서도 가장 중요한 점은 인공 임신 중절을 받은 후에 자연 유산 · 조산이나 자궁외 임신의 증가가 눈에 두드러지는 점이다.

그림에 나타나듯이 인공 중절의 경험이 없는 사람에 비해 경험이 있는 사람의 자연 유산 · 조산의 수는 현저하게 증가하고 있음을 알았다. 자궁

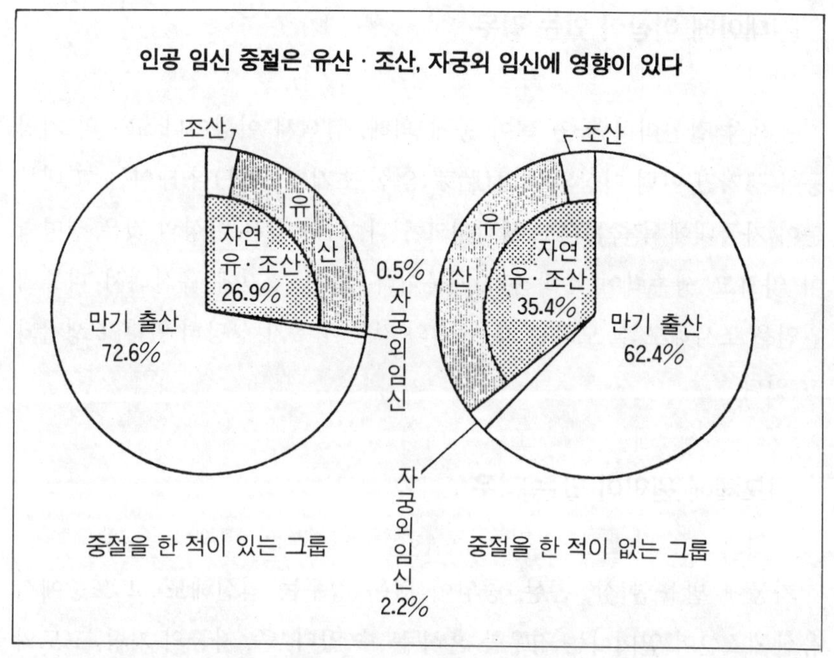

외 임신도 수 그 자체는 유산 · 조산보다는 훨씬 소수이지만, 빈도로 말하자면 두드러지게 증가하고 있다. 더구나 자궁외 임신은 불임증과도 관련되는 문제이기 때문에 그렇게 간단히 생각해서는 안 된다.

이와 같이, 아직 아이가 없는 사람이나, 혹은 아이는 있어도 앞으로 아이를 갖고 싶은 사람은 인공 임신 중절은 가능한 한 피하도록 해야 한다. 언제라도 임신하고, 언제라도 출산할 수 있다고 생각하는 것은 위험하다. 임신해도 이와 같은 이상이 일어나는 빈도가 현저하게 증가하기 때문이다. 인공 임신 중절의 자유화는 확실히 세계적인 경향인 것도 사실이다. 그러나 인공 중절은 얼마간의 장해를 반드시 수반한다고 하는 사실을 생각하고, 신중히 해야 한다. 바라지 않는 아이는 피임해야 한다고 하는 사고 방식이 가장 중요하다.

□태아에 이상이 있는 경우

유전적 질환이나 돌연 변이 등에 의해, 염색체 이상이나 고도의 기형 등이 생기면 이런 이상의 태아(胎芽:임신 초기의 태아)나 태아는 그 대부분이 자궁내에서 죽는다고 생각되고 있다. 이와 같은 이상의 것은 생명력이 약하고 생존력이 부족하기 때문이다. 임신 초기에 유산해서 나중에 원인을 조사해도 잘 모르는 경우, 이와 같은 경우가 상당히 있다고 생각되고 있다.

□모체에 원인이 있는 경우

자궁에 발육 이상, 손상, 종양이 있는 경우는 임신해도 그 도중에서 유산·조산이 일어나는 경우를 흔히 볼 수 있다. 즉, 자궁의 기형, 고도의 자궁 발육 부전 등은 유산의 원인이 되고, 자궁 경관 열상이나, 자궁 경관 무력증의 경우도 유산·조산을 일으킨다. 또한 자궁 근종도 그 원인의 하나로서 중요하다. 모체의 질환에 의한 경우로서는 모체가 강한 바이러스 등의 세균 감염을 받아서 고열이 나거나, 또 그것으로 태반이나 태아가 감염되면 유산이 된다. 격렬한 증상을 수반하는 유감(流減)이나 급성 장염에서도 유산·조산을 일으키는 경우가 있다.

또한, 만성의 심장병, 신장병 등의 모체의 만성 질환의 경우도 유산하기 쉬워진다. 당뇨병 등의 대사 이상, 바세도우 씨 등의 내분비 질환도 유산·조산의 원인으로서 중요하다. 최근에는 적어졌지만, 매독 감염도 유산·조산의 원인이 되는 경우가 있다. 모체를 둘러싸는 환경이 좋지 않기 때문에 일어나는 것으로서 오랜 시간 궁핍한 자세를 취하거나, 격렬한 일을 하거나 해서 과로로 유산·조산을 일으키는 경우가 있다. 또한 격렬한 스포츠나, 전도에 의한 하복부의 타박 등으로 태반이 벗겨져서 유산·조산이 되는 경우가 있다.

특수한 예로서는 미나마타병이나 이타이이타이병과 같이 환경 오염, 소위 공해가 원인이 되는 것도 있다. 여기에 든 것은 병원 외래에서 흔히 받는 대표적인 질문이다. 그러나, 그 중에는 자궁 후굴, 배를 차게 하는 것, 자극물, 정신적 충격 등과 같이 이전부터 유산·조산의 원인이 된다고 생각된 것으로 현재는 거의 관계없는 것, 혹은 관계 있다고 해도 정말로 유산의 원인이 되는 것을 걱정하기 보다 오히려 임신에 대한 불안이라고 하는 듯한 것이 많지만, 여러 가지 면에서 유산·조산을 하지 않도록 주의하는 한편 일상 생활면에서 저것도 안 돼, 이것도 안 돼 라고 걱정하지 말고, 올바른 지식을 얻어 임신 중의 생활을 밝고 즐겁게 하는 편이 중요하다.

□입덧이 심하면 유산을 할 우려가 있을까?

입덧과 유산은 관계가 있다고도, 또 없다고도 말할 수 있다. 입덧 때문에 유산을 하는 경우는 거의 없지만, 특수한 유산 중에는 입덧의 증상이 강하게 나타나는 것이 있다. 입덧은 임신 징후의 하나, 즉 자각 증상의 하나이다. 그 원인은 잘 모르지만, 아마 융모(태반을 만드는 조직의 일부)에서 나오는 어떤 독소와 같은 물질이 모체에 이와 같은 증상을 일으킨다고 생각되고 있다. 즉, 입덧이 있다고 하는 사실은 임신하고 있다고 하는 의미로 입덧이 강하게 계속되고 있는 동안은 유산은 일어나지 않고 태아도 태반도 순조롭게 발육하고 있다고 말할 수 있다.

입덧과 유산은 관계가 있는가?

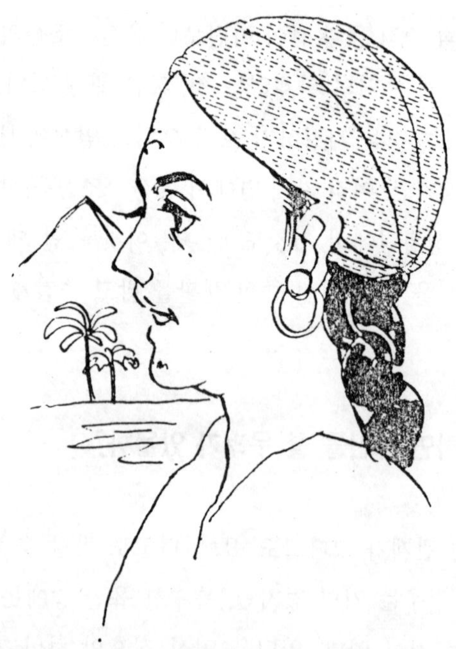

입덧 때문에 유산을 하는 경우는 거의 없지만, 특수한 유산 중에는 입덧의 증상이 강하게 나타나는 것이 있다.

제 3 장

원인으로 본 유산과 · 조산

유산 중에는 태아가 자궁내에서 죽어 버렸기 때문에 임신을 계속할 수 없게 되어 유산하는 경우와, 모체쪽에 임신을 계속할 수 없는 이유가 생겨서 유산하는 경우가 있다.

단, 이것은 절대의 것이 아니다. 입덧의 강도에는 매우 개인차가 커서 전혀 없는 사람부터 상당히 심한 증상을 보이는 사람까지 여러 가지이기 때문이다. 입덧이 곧 소실해도 임신이 순조롭게 진행하고 있는 사람은 얼마든지 있다. 또한 반대로 입덧이 상당히 심하고 더구나 반드시 유산으로 끝나는 경우가 있다. 포상 기태(胞狀奇胎)가 그 예이다. 입덧의 정도가 특히 강한 것을 임신 악저(妊娠惡阻)라고 하지만, 포상 기태의 경우에는 임신 악저가 나타나는 경우를 흔히 볼 수 있다. 따라서, 너무 구역질이나 구토가 심한 경우에는 일단 포상 기태를 의심하고 그 방면의 검사를 할 필요가 있다.

입덧에 의한 구토 때문에, 배에 힘이 들어가거나, 영양 부족을 일으켰기 때문에 유산이 일어나는 경우는 거의 없다. 따라서 포상 기태의 징후가 없는 한, 입덧이 심해도 유산을 두려워할 필요는 없다. 물론, 몰래 집어먹듯이 소량씩 음식을 먹어 허기진 배의 상태가 되지 않도록 입덧을 멈추는 약을 이용해서 입덧을 가볍게 하는 궁리는 중요하다.

□임신 제2월말이다. 몸을 차게 하면 유산한다고 하기 때문에 보온을 위해 복대를 사용하려고 한다. 일반적으로 복대는 임신 제5월에 착용하기 시작하는데 지금 사용해도 지장은 없는지?

예전부터 차게 하면 유산한다고 일컬어졌지만, 냉기만으로 유산하는 경우는 없다. 여름보다 겨울에 유산·조산이 많다든가, 따뜻한 지방보다 추운 지방에 유산·조산이 많다고 하는 사실도 전혀 없다.

분만후에 자궁 수축이 나쁠 때에 얼음 주머니를 하복부에 대고, 자궁근의 수축을 촉진하는 방법을 취하는 경우는 있지만, 이와 같이 자궁을 직접 차게 하는 것 같은 극단적인 일을 하는 것은 별문제로서 보통, 내복을 적게 입는다고 하는 이유로 유산하거나, 두툼한 옷을 입었기 때문에 그것으로 예방할 수 있다고 하는 것은 아니다.

임신 중기라면 여름에 풀에서 가볍게 수영하는 것도 상관없고, 또 찬 것을 마시거나 먹었다고 해서 그 때문에 유산·조산하는 일도 없다. 임신 중은 찬 것은 엄금이라고 해서, 아이스크림이나 찬 쥬스 등을 제한할 필요도 없다. 찬 음료나 음식으로 배를 차게 했다고 유산된다고 한다면, 유산이 많은 임신 제2~3월에 입덧으로 음식을 먹을 수 없을 때, 산부인과 의사는 '차게 하면 먹기 쉬워요'라든가 '먹을 수 없다면, 적어도 찬 쥬스를 마십시오' 등이라고는 권할 수 없다.

또한, 냉기가 원인으로 유산하는 것이 정말이라면 복대의 착용을 제5월까지 기다릴 필요없이 가장 유산하기 쉬운 제2~3월경부터 하는 습관이 생겼을 것이라고 생각한다. 제5월이 되어 복대를 한다고 하는 것도 사실 의학적으로는 아무런 근거가 없는 것이다.

보온이라고 하는 점에서, 만일 뭔가 몸에 착용하고 싶다고 한다면, 복대보다 좀더 배가 따뜻해지는 팬티형의 내복쪽이 상당히 효과가 있을 것이다. 그러나 이것도 겨울 이외에는 일부러 보온을 위해 쓸데없는 내복을 입을 필요도 없을 것이다. 마타니티 거들을 입는 것은 좋지만, 이것은 복대를 두르는 것과는 의미가 달라서 자세를 바로 잡거나, 요통을 가볍게 하거나, 동작을 경쾌하게 하는 등에 도움이 된다.

□임신 제3월초에 가벼운 출혈과 복통이 있어 절박 유산이라는 진단을 받고 안정을 취하라고 했다. 부부 생활도 삼가하는 편이 좋다고 생각하지만, 언제까지 중단해야 할까?

임신 초기는 가장 자연 유산이 일어나기 쉬운 시기이기 때문에 특히 절박 유산이라고 하는 진단을 받았다면 잠시 부부 생활은 하지 않는 편이 좋을 것이다. 그 기간은 절박 유산의 정도에 따라 다르지만, 역시 증상이 경쾌 소실될 때 까지는 삼가할 필요가 있다.

이 절박 유산의 정도라고 하는 것은 증상의 강도나, 발증한 기간의 길이, 또 첫 유산이냐, 습관 유산이냐 등에 따른다. 예를 들면 출혈 등의 절박 유산의 증상이 오래 계속된 후라든가 지금까지 유산의 경험이 3회나 있다든가 하는 경우에는 그만큼 신중히 생각하는 편이 좋다. 어쨌든 일단 의사의 허가를 얻고 나서 실행하는 것보다 더 나은 일은 없다. 또한, 가령 실행한다고 해도 임신 중이라고 하는 점을 생각하고 주의해서 실행할 필요가 있다.

□계속 불임증에 시달리다가 8년째에 겨우 임신했다. 지금은 유산이 가장 큰 걱정이다. 임신 중의 성생활에 의해 유산이 일어날 위험은 없는가?

임신 중의 섹스는 유산·조산이나 조기 파수의 원인이 되기 때문에, 성생활은 삼가하도록 어느 서적에나 씌어 있다. 그러나 임신 중의 성행위가 유산·조산에 어느 정도로 영향을 주느냐 라고 하는 점에 대해서, 학문적으로는 거의 모른다고 생각한다.

예를 들면 보통, 성행위 때에 여성이 오르가즘에 달하면, 자궁이나 그 주위의 골반저 근육이 수축을 일으킨다고 한다. 또한 정액속에는 프로스타글란딘이라고 하는 물질이 포함되어 있고 이것이 두드러진 자궁 수축 작용을 갖고 있어, 사실 진통 유발제로서 현재 널리 사용되고 있다. 이것들은 모두 자궁 수축을 불러 일으키는 이유가 되고, 그 때문에 유산·조산의 원인이 되기도 한다. 그러나 실제 문제로서 성행위만으로 분명히 유산·조산이 일어난다고 하는 경우는 그렇게 많지는 않는 듯하다. 또한 그것에 의해 유산·조산했다고 입증하기도 곤란하다.

예를 들면 성교의 한창중에 파수가 일어났다고 해도, 그 임산부는 원래 파수할 듯한 상태에 있어서 자연적으로 파수가 일어난 것이 마침 성교에 의해 시간적으로 다소 빨라졌을 뿐인 것일지도 모른다. 그러나 성교중 또는 그 직후에 파수가 일어나면, 그것 때문에 일어났다고 생각되기 쉬울 것이다.

임신 중의 성행위의 체위는 자궁을 압박하지 않도록 무리가 없는 방법으로 하도록 권하고 있다. 그러나 이것도 만일 앞에 서술한 오르가즘이나 프로스타글란딘에 의한 자궁 수축 작용이 있으면, 별로 의미가 없어져 버린다. 여러 가지 점에서 종합해 생각해 보면, 임신 중에 유산·조산의 증상이 없는 한, 성교는 보통의 상태에서 해도 별지장 없다고 생각한다. 전혀 이상이 없는 임산부가 그것에 의해 유산·조산이나 파수가 일어나는 일은 없다고 생각된다. 다만 골반위와 같이, 보통이라도 조기 파수를 일으키기 쉽고, 더구나 조기 파수하면 형편이 나쁜 경우에는 임신 제10월에 들어서면 특히 주의할 필요가 없다.

□부부의 혈액형이 맞지 않아 유산되는 경우가 있는가?

사람의 혈액형을 분류하는 방법으로서는 매우 많은 종류가 학문적으로 연구되고 있다. 그 중에서 가장 잘 알려져 있는 것이 ABO식과 Rh식의 혈액형이다. 그 이유는 이 양자가 임상적으로 여러 가지 의미를 갖고 있기

ABO식 혈액형의 친자 조합과 적합, 부적합

모	부	아기		
O	O A B AB	O O O A	A B B	
A	O A B AB	O O O A	A A A B	 AB AB
B	O A B AB	O O O	B A B A	 B AB B AB
AB	O A B AB	A A A A	B B B B	 AB AB AB

Rh식 혈액형의 친자 조합과 적합, 부적합

모	부	아기	
R h +	+ −	+ +	− −
−	+ −	+ 	−

때문이다. 그 밖의 것은, 보통은 거의 문제가 되지 않지만, 법의학적으로 친자 감정을 하는 경우에 중요한 수단으로써 응용된다.

그런데, ABO식 및 Rh식의 혈액형 부적합이라고 하는 말은 흔히 이용되고 있다. 그것은 신생아의 중증 황달의 원인이 되는 경우가 있기 때문이다. 그럼 이것들의, 유산의 원인도 살펴 보고자 한다.

우선 ABO식 혈액형에 대해서 알아보자. ABO식의 부적합의 경우, 신생아의 중증 황달(엄밀히 말하자면 신생아 고빌리루빈 혈증)이 나타나는 조합은 표와 같이 된다.(굵은 문자가 부적합) 이와 같이 점이 유산의 원인도 되는지 어떤지에 대해서는 이전부터 학자의 의견이 여러 가지 있다. 그리고 습관 유산과 ABO식 혈액형 부적합과는 얼마간의 관계가 있다고 주장하는 사람도 있다.

어느 학자의 조사에서 적합·조합의 부부 사이에서는 자연 유산률이 10.3%였는데, 부적합 부부 사이에서는 15.3%였다고 하는 보고가 있다. 그리고 특히 어머니가 O형이고 태아가 A형인 경우, 유산이 많아진다고 일컬어지고 있다. 이것은 마치, 신생아 고빌리루빈 혈증이 가장 일어나기 쉬운 조합과 같다. 이와 같은 조합은 아내가 O형, 남편이 A형이나 Rh형의 경우에 일어난다.

□나는 O형, 남편은 AB형이다. 건강한 아이가 태어날 수 있을까?

ABO식 혈액형의 부적합에 대해서는 현재 확실한 사실로서, 산부인과 의의 상식이 되고 있는 것은 아니다. 오히려 그와 같은 점은 그리 중요시 되고 있지 않다. 왜냐하면, 이와 같은 조합의 부부로 더구나 모아간에 부적합이 있는 경우라도 유산의 증상 없이 순조롭게 아이가 태어나는

48

경우를 보통 볼 수 있는 점, 혈액형 부적합이 원인이 될 수 있다고 해도 그 의학적 이유를 설명할 수 없는 점 등, 아직 확실히 단정할 만큼의 근거가 부족하기 때문이다.

이와 같은 점은 불임증의 원인으로서도 말할 수 있다. 어떤 학자는 혈액형 부적합이 불임증 부부의 일부 원인이 될 수 있지 않을까 라고 생각하고 있다. 그러나 이것도 확실한 사실은 모르기 때문에 임상상으로는 거의 문제가 되고 있지 않다. 만일 혈액형 부적합으로 자연 유산이 일어난다고 한다면, 임신 전반기보다도 임신 후반기쪽이, 그것에 의한 유산이 일어날 비율이 늘어날 것이라고 생각된다. 왜냐하면, 이와 같은 이유로 유산이 일어난다고 한다면 태아를 이물로서 배제하려고 하는 힘(면역학적으로 항체라고 한다)은 임신 경과와 함께 어머니의 체내에 차츰 강해지고 있기 때문이다. 그러나 아무래도 그런 사실도 증명되고 있지 않다. 따라서 아내가 O형, 남편이 AB형이라도 너무 걱정하지 말고, 임신 출산을 하는 편이 좋을 것이다.

□나는 Rh(＋)이고, 남편은 Rh(−)이다. 혈액형이 맞지 않으면 임신을 해도 유산되는가?

ABO식 혈액형의 부적합과 달리, Rh식 혈액형 부적합이라면, 그대로로는 유산·조산이 일어나는 사실이 확실히 인정되고 있지만, 적당한 치료를 하면 이것도 상당히 막을 수 있게 되었다. 표와 같이, 모체가 Rh(−)이고 태아도 Rh(−)일 경우는 문제가 없지만 모체가 Rh(−)이고 태아가 Rh(＋)의 경우, 태아의 혈액에 대항해서 모체속에 Rh(＋)에 대한 저항이 생기고, 그것이 태반을 통해서 태아에게 이행한다. 그것으로 인해 태아의 적혈구는 파괴되고, 자궁속에서 빈혈이나 황달이 일어난다. 이 적혈구의 파괴가 강하게 일어나면 빈혈은 고도가 될 뿐만 아니라, 태아의 몸 전체가 수종(부종) 상태가 되고, 심한 경우에는 모체내에서 사망한다.

이와 같은 상태는 첫임신에서는 일어나지 않고, 임신 횟수를 거듭할수록 가능성이 늘어난다. 또한 태아의 적혈구 파괴는 임신의 경과중에 서서히 진행되고, 임신 후반기에 고도에 달하기 때문에, 유산이나 사산이 일어나는 것은 임신 초기가 아니고, 임신 후반기에 보통 임신 제7월 이후에 일어난다.

최근에는 아이의 수를 2명까지, 많아도 3명으로 그치는 부부가 보통이다. 2번째 아이도 아무 이상없이 태어나는 것이 대부분이고, 3번째라도 반 이상이 생후 교환 수혈이 필요가 없을 정도이다. 또한 최근에는 Rh(−)의 임산부가 Rh(+)의 아이를 낳은 후에 특수 주사를 하면, 다음의 임신때도 첫회와 마찬가지로 안전하게 임신할 수 있는 약이 개발되어 현재 활발히 이용되게 되었기 때문에, Rh식 혈액형 부적합의 문제는 극복할 수 있게 되었다.

단, 불행을 막는 의미에서 다음 사실을 엄중히 주의해 두는 것이 중요하다. 즉, Rh(−)의 사람은 부주의하게 인공 임신 중절을 받지 않는다. 인공 중절이라도 1회 출산을 한 것과 같은 조건이 되어 버리기 때문이다. 또 하나의 주의는 수혈을 받을 때는 절대로 Rh(+)의 혈액을 받지 않는 것이다. 아주 소량이라도 Rh(+)를 수혈받으면, 가령 첫임신이라도 태아는 매우 나쁜 조건이 된다.

□첫임신은 사정이 있어서 인공 중절 수술을 했다. 그 후 잠시 피임을 계속한 후 임신했지만 2번 계속해서 제5월에 유산했다. 중절 때문일까? 아이는 갖고 싶은데……

2회 계속해서 임신 제5월에 자연 유산했다고 하는 것은 직접 원인은 경관 무력증(경관 부전증이라고도 한다) 때문이라고 생각된다. 이것은 자궁의 입구부터 자궁질에 이르기까지의 통로, 즉 경관이라고 불리는 부분을 감는 자궁근의 힘이 약해져 있기 때문에 자연 유산이 일어나기 쉬운 상태로 되어 있음을 말한다.

즉, 임신 제5~6월경이 되면, 태아는 상당히 크게 발육할 뿐만 아니라, 그것을 뜨게 하고 있는 양수(羊水)라고 하는 액체의 양도 늘어나서, 그것들을 감싸고 있는 난막은 상당히 큰 자루가 된다. 보통의 임산부라면 임신 중기라고 일컬어지는 이 시기는 유산이 일어나기 어려운 가장 안정한 시기에 해당한다. 그러나 경관 무력증의 임산부는 양수와 태아로 크게 부푼 난막의 자루를 지탱하고 있을 만큼의 힘이 없어 자연히 경관이 퍼져 버려서 유산이 일어난다.

따라서 이 경우는 처음에는 아무 징조도 없고, 복통도 없이 갑자기 파수가 일어나고, 그 사이에 진통이 따르고 이윽고 태아가 나오는 경과를 거치는 경우가 많다. 보통의 자연 유산은 복통이나 출혈이 먼저 일어나고, 그것이 점점 심해져서 이윽고 유산이 일어난다고 하는 경과를 거치는 경우가 많다. 그 점이 경관 무력증일 때와 다르다. 이 경우도 아마 2회 모두 그와 같은 경과를 거쳐서 유산한 경우라고 생각된다. 그리고 이 경관 무력증의 원인으로써 인공 임신 중절이 큰 역할을 하고 있는 사실도 부정할 수 없다.

인공 임신 중절 때는 우선 경관을 기계로 벌리고, 그리고 나서 자궁강 속의 태아나 태반을 꺼내는 수술법을 실시한다. 이 경관을 확장할 때, 단시간내에 좁은 경관을 기계로 급속히 벌리기 때문에 아무래도 경관이나 그 주위의 근조직이 다치기 쉽고, 그 상처가 경관의 힘을 약화시킨다고 생각되고 있다.

인공 중절은 숙련된 의사가 실시하면 부작용이 적고, 익숙치 않은 의사가 실시하면 사고가 많아진다. 확실히 숙련된 의사가 실시하면 출혈도 적고, 나중에 염증을 일으켜서 발열이나 복통으로 고생하는 경우도 거의 없다. 그러나 어떤 의사라도 경관 확장을 급속히 실시하는 것은 같으므로 경관 무력증을 방지할 수 없다. 단, 경관 무력증에 의한 유산의 경우는 치료 방법이 있다. 임신 제4월에 들어섰을 무렵에 경관 주위를 튼튼한 끈과 같은 것으로 묶어 버리는 수술 즉. 경관 봉축술을 받으면 가장 위험한 임신 중기를 극복할 수 있고, 임신 말기까지 태아가 무사할 수 있다.

이 경우는 2번이나 제5월에 유산하고 있기 때문에 다음 임신 때에는 이 수술을 받으면 좋다고 생각한다. 그러나 임신하기 전에 이 수술을 미리 하지는 않는다. 불임증이 될 우려가 있기 때문이다. 또한 임신 중에 경관을 묶은 끈은 분만전에 빼내기 때문에 다음에 임신하면 다시 이 수술을 반복하게 된다.

□4년 전, 독신 때에 임신해서 한 번 인공 중절 수술을 했다. 결혼하고 나서 2번 임신했지만, 제2월 중기와 제3월초에 자연 유산했다. 역시 인공 중절이 원인일까?

　자연 유산은 보통이라도 임신 제2~3월에 가장 많이 일어나기 때문에 자연 유산이 있었다고 해서 곧 인공 중절 때문이라고 말할 수 있는지 어떤지는 모른다. 다른 원인이라도, 이 시기의 유산은 흔히 볼 수 있기 때문이다. 임신 중기에 일어나기 쉬운 경관 무력증에 의한 유산은 인공 임신 중절후에 볼 수 있는 경우가 많기 때문에 그와 같은 습관 유산의 경우에는 중절이 원인이라고 상당히 확실하게 말할 수 있다. 그러나 임신 초기의 유산의 경우는 많은 원인이 관계하고 있다고 생각되기 때문에, 이와 같은 증례의 경우라도 인공 중절과 유산을 곧 결부시킬 수 있는지 어떤지는 또 별개의 문제이다.

　그러나 통계적으로 보면, 이전에 인공 임신 중절을 한 적이 없는 사람과 중절의 경험자를 비교하면, 임신 초기를 포함해서 자연 유산의 발생 비율은 경험자 쪽에 분명히 높아지고 있다. 따라서 통계적으로는 인공 중절이 자연 유산의 원인이 된다고 하는 사실은 확실하다.

　경관 무력증에 의한 임신 중기의 유산과 달리 임신 초기 유산의 치료법에는 상당히 결정수가 되는 것이 없다. 다음의 임신 때에는 역시 일반 유산의 경우와 마찬가지로 유산의 방지나 치료를 하는 것이 좋을 것이다.

□아이가 한 명 태어난 후, 2번 인공 중절을 했다. 어쨌든 또 한 명 갖고 싶다. 인공 유산은 몇 회 정도까지 해가 없는지, 또 몇 회 이상이면 위험한지 알고 싶은데……

　인공 중절의 해라고 해도 여러 가지 있지만, 장래 또 아이를 한 명 갖고 싶다고 하므로 인공 중절에 의한 자연 유산이나 자궁외 임신에 대해서 서술해 보고자 한다. 한마디로 말해서, 인공 중절은 몇 회까지가 안전하고 몇 회 이상은 위험하다고 하는 횟수는 없다. 3회나 4회, 인공 중절을 반복한 후, 아무렇지도 않게 아이를 낳는 사람도 있지만, 단 1회의 인공 중절 후라도 그 후 자연 유산을 반복하거나 자궁외 임신이 되는 사람도 있다.

이와 같은 점에서 보면, 장래 아직 아이를 갖고 싶은 동안은 안이한 마음으로 인공 중절을 해서는 안 된다. 언제라도 임신할 수 있으므로 갖고 싶을 때에 낳으면 된다고 하는 생각은 잘못이다. 만일 지금 임신 중이라면 무조건 낳도록 노력해야 한다.

□38세의 주부이다. 2년 전의 임신 때는 특별히 이상없이 튼튼한 여아를 출산했다. 이번은 임신 제3월말에 시판 감기약을 3일간 복용한 후, 곧 유산했다. 약과 관계가 있는가?

임신 중에 약을 복용하는 경우는 반드시 의사에게 상담하고 그 지시에 따라서 사용할 필요가 있다. 그 이유는 역시 임신 중의 모체나 태아에 미치는 장해를 가능한 한 피할 필요가 있기 때문이다. 한때, 어떤 종류의 항히스타민제가 구개열 등의 선천 이상을 발증시킨다고 하여 문제가 된 적이 있었다. 항히스타민제는 감기약이나 입덧 약 등에 이용되고 있으므로 임산부가 사용할 때는 위험할 것이라고 생각되었다.

그러나 현재는 이 종류의 항히스타민제는 일반 시판의 약 속에는 포함되어 있지 않다. 흔히 사용되고 있는 종합 감기약 속에도 들어 있지 않다. 더구나 최근의 연구에서는 이와 같이 문제가 된 항히스타민제도 구개열 발생과는 관계가 없음을 알게 되었다. 따라서 일반의 시판 감기약을 1주일 정도 복용하는 정도로 그 때문에 태아 이상을 낳거나 하는 일은 없고, 물론 자연 유산이 일어나는 경우도 없다.

감기약을 복용하는 경우에도 일단 의사에게 상담하고 나서 복용하는 마음가짐이 중요하지만, 실제 문제로서는 3일간 복용한 정도로 걱정할 필요는 없다. 그 후에 유산했다고 하지만, 감기약과 유산이 마침 우연히 일치했다고 생각하는 편이 좋다고 생각한다.

□임신 제4월에 급성 방광염이 되어 항생 물질을 복용한 결과, 가슴과 배 일면에 발진이 나서 가려워 견딜 수가 없다. 태아에 기형이 일어나거나 유산하거나 하지 않을까 걱정이다.

몸의 넓은 범위에 가려움이 강한 발진을 낳았다고 하는 것은 그 약이 몸에 맞지 않았기 때문이다. 이와 같은 알레르기 반응을 일으켰을 경우, 가장 극단적인 경우는 쇼크를 낳는 경우가 있지만, 물론 이것은 예외적이다. 그러나 이 경우와 같이 피부에 광범위하게 발진이 생겨서 강한 가려움 혹은 통증을 수반하고, 좀체로 치료되지 않고, 때로는 그 발진의 흔적이 오래 남는다고 하는 경우도 있다.

그러나 이와 같은 피부 반응과, 그 이외의 몸 반응과는 별개 문제이다. 앞에 서술한 쇼크와 같은 예외적인 경우는 차치하고, 반응은 보통 피부에 일시적으로 볼 수 있을 뿐으로, 몸의 다른 부분에는 이상이 일어나고 있는 것이 아니다. 따라서 선천 이상의 걱정도 없고 유산을 일으킬 위험도 없다. 단, 앞으로도 그 약을 사용하면 같은 발진을 낳을 가능성이 있다. 따라서 이번 사용한 약의 이름을 잘 물어 두고, 장래 의사의 진찰을 받을 때에는 반드시 그 약 이름을 알리고, 그 약 또는 그것과 같은 계통의 약의 사용을 피하도록 주의한다.

□임신 제5월이다. 빈혈 예방을 위해 철분이 든 종합 비타민제의 복용을 권유받았지만, 전회 제5월말에 유산했기 때문에 약은 걱정이 된다. 복용해도 괜찮을까?

비타민이라도 그 종류에 따라서는 대량을 사용하면 태아의 발육 이상을 낳는 경우를 동물 실험으로 볼 수 있고, 또한 그와 같은 기사가 책에도 씌어 있는 경우가 있기 때문에 걱정하는 사람이 있다.

동물 실험의 결과는 물론 사람에게 사용하는 경우의 효과나 안전성의 뒷증명이 되지만, 부작용에 관해서는 사람에게 사용하는 양의 몇 십 배, 몇 백 배라고 하는 대량으로 실험되기 때문에 그 결과가 그대로 사람에게 사용한 경우에 적용되는지 어떤지는 또 별개 문제이다. 적어도 비타민에 대해서는 보통 비타민제에 포함되어 있는 양을 내복하는 한 효과는 있어도 부작용은 전혀 문제가 되지 않는다.

더구나 임신 중에 비타민제를 복용하는 경우는 여러 가지 비타민에 철이나 칼슘 등의 미네랄이 들어있는 종합 비타민제를 복용할 것을 권한다. 원래 임신은 철과 칼슘이 부족하기 쉽다. 모처럼 복용하는 것이므로 가장 효과가 좋은 것을 사용해야 한다. 빈혈의 예방을 위해 복용하는 것으므로 특히 그럴 필요가 있다.

□임신 제4월이다. 가끔 우측 하복부가 아파와서 맹장염을 걱정하고 진찰을 받은 결과 의심은 있지만 항생 물질로 상황을 보자고 했다. 이대로 유산의 걱정은 없는가?

흔히 맹장염이라고 하지만, 급성 충수염이라고 하는 것이 올바른 말이다. 이 병은 진단이 확실하고, 더구나 나빠질 우려가 있으면, 당장에라도 수술을 하는 것이 좋지만, 통증이 그다지 강하지 않는 즉 염증 증상이 가벼운 경우에는 곧 수술을 하지 않고 항생 물질을 충분히 사용해서 상황을 보는 경우가 있다. 만일 가벼운 동안이라면 이것으로 치료되는 경우도 있다.

항생 물질의 종류에 따라서는 태아의 발육 장해를 일으키거나, 신생아 혈액 질환의 원인이 되는것이 있다. 따라서, 임신 중에 사용하는 항생 물질은 이상을 일으키지 않는 것을 사용할 필요가 있기 때문에 의사에게 임신 중이라는 사실을 이야기하고 적당한 약을 선택받아야 한다. 물론 수술의 필요가 있는 강한 급성 염증의 증상이 있으면 임신 중이라도 수술을 해서 충수를 제거할 필요가 있고, 또한 사실 흔히 이루어지고있는 수술의 하나이다.

급성 충수염만으로 유산·조산이 일어난다고 하는 경우는 거의 없다. 그러나 그것을 방치해 두고, 만일 급성 복막염이라도 일어났을 경우에는 그 때문에 유산·조산한다고 하는 일은 없다고는 말할 수 없다. 그 점에서 말해도 수술해야 하는 것은 해 두는 편이 안전하다. 임신 중에 급성 충수염, 급성 난관염 등이 일어나서 그 부분의 세균이 자궁속으로 옮겨서 자궁속에서 염증이 일어나고 그 때문에 유산이 시작되는 경우도 있다고 생각된다.

따라서 원인 불명의 유산 중에는 이와 같은 염증성의 것도 어느 정도는 포함되어 있을 가능성이 있다. 단 염증 때문에 유산했다고 생각되는 경우라도 염증의 원인이 된 병원균이 어디에서 왔는지 모르는 경우가 많은 것도 사실이다. 요컨대, 임신 중에 하복부에 염증성의 병이 일어났을 경우에는 항생 물질을 충분히 사용해서 그 이상으로 감염이 퍼지지 않도록 노력하는 것이 중요하다. 물론 항생 물질의 투여는 의사의 지도 아래에 이루어질 필요가 있음은 말할 필요도 없다.

□필로 피임을 하고 있었지만 아이가 갖고 싶어졌다. 필을 중단한 후 곧 임신하면, 이상아가 태어날 가능성이 있다고 들었는데 정말인가?

경구 피임약, 소위 필을 복용한 후에 임신하고 자연 유산을 한 사람에 대해서 그 태아를 자세히 조사해 본 결과, 염색체 이상이 많다고 하는 연구가 수년 전에 어떤 학자로부터 발표된 적이 있었다. 이 발표는 당시 신문, 텔레비전 등의 매스컴에도 크게 보도되었기 때문에 필은 위험한 약이라고 하는 인상을 주었다.

필 복용후의 임신에 염색체 이상이 일어나는 것이 사실이라고 한다면 그 이유로서 오랫동안 배란이 억제되어 있었으므로 오래된 난자가 나오기 때문에 이상란이 많지 않을까 라고 설명되었다. 필이 피임에 유효한 이유는 이 호르몬제에 의해 배란이 억제되고 있는 것임에 틀림 없다. 만일 2년 간 필을 복용하고 있었다고 한다면 중지후에 배란하는 것은 2년전에 나올 것이었기 때문에 2년이나 오래된 난자로 이상해지기 쉽다고 하는 생각도 그럴 듯하게 들린다. 그러나 난자는 나오려 하던 것이 어중간한 형태로 억제되어 있었던 것은 아니다. 따라서 필을 중단했다고 해도 나오는 난자는 보통의 경우와 완전히 같다.

만일, 오랫동안 배란을 억제당한 후의 임신에 이상이 많다고 한다면, 분만후 혹은 수유에 의해 오랫동안 배란이 억제되고 있었던 후의 임신에는 이상이 많을 것이다. 또한 특히 아이를 몇 명이나 출산하고, 더욱 모유를 적극적으로 오랫동안 먹이고 있었던 어머니의 배란수는 적기 때문에 이와 같은 부인으로부터 선천 이상아가 많이 태어나겠지만 실제로는 그런 사실이 없음이 유전학자에 의해 인정되고 있다.

예를 들면 다운 증후군이라고 하는 염색체 이상에 의해 일어나는 병은 어머니의 연령이 높아짐과 동시에 증가하여 40대의 출산에서는 20대에 비해 20배가 되는 사실을 알고 있다. 그러나 임신이나 수유 때문에 오랫동안 배란이 억제된 후에 임신해서 태어난 아이에게 다운 증후군이 특히 많으냐 하면 그와 같은 사실은 전혀 없다. 따라서, 필 복용 중지후에 곧 임신하면, 선천 이상이 많아진다고 하는 말은 의학적 근거도 없고, 중지후에 몇 개월간인가 간격을 두고 나서 임신하는 편이 안전하다고 하는 근거도 없다.

또한 경구 피임약에 이용되고 있는 호르몬제는 보통 몸 속에서 고작 2일간 정도밖에 남아 있지 않다. 필을 매일 복용하지 않으면 안 되는 것은 그 때문으로 그 이상 간격을 두면 약의 효과가 없어져서 실패하여 임신할 우려가 있기 때문이다. 이와 같이 필을 복용한 후에는 얼마 안 있어 몸 속에서 분해되거나 체외로 배출하기 때문에 필의 작용이 언제까지나 남아 있다고 하는 것은 아니다.

필을 중단한 후, 조금 피임 기간을 두는 편이 안전하다고 하는 점에 의학적 근거는 없기 때문에 곧 임신해도 걱정 없다고 생각해도 좋을 것이다.

□ **평소 변비증으로 하제를 상용해왔고, 임신한 후 그 증세가 더욱 심해졌다. 임신 중 하제를 사용하면 유산할 우려가 있다고 하는데 정말인가?**

임산부는 변비 증세가 있다. 이것은 임신 자궁에 의해 장관이 압박당하는 사실 이외에 임신을 하면 장관의 운동성이 저하하기 때문이라고 생각된다.

임신 중에 강한 하제를 이용하면 유산·조산을 부를 위험이 있다. 마찬가지로 임신 중에 심한 설사를 하면 유산·조산이 일어나는 경우가 있다. 장관의 격렬한 운동으로 인해 자궁도 강하게 자극되어 자궁 근육의 수축을 촉진해서 유산·조산이 일어난다. 분만 때 입원하면 임산부는 우선 관장을 받는 것이 보통이다. 이것은 분만의 진행중에 힘을 줌으로써 대변이 배출되어 산도 주위를 더럽히는 것을 막는 것이 최대의 목적이지만, 관장에 의해 진통이 일어나거나, 약한 진통이 강해지는 경우는 흔히 볼 수 있다. 따라서 분만 입원시의 관장은 그런 점도 유의하고 이루어진다.

반대로 말하자면, 임신 중은 피마자유와 같이 장관의 운동을 높여서 급격히 배변을 부르는 것 같은 강한 하제(준하제라고 한다)를 이용하는 것은 좋은 방법이 아니다. 관장도 마찬가지로 임신 중에는 사용하지 않는 것이 중요하다. 특히 유산·조산의 우려가 있을 때는 이런 약은 절대로 사용하지 않는다.

이것에 대해, 밤 취침시에 복용하면 아침 변의를 촉진하는 가벼운 하제(완하제라고 한다)는 격렬한 장관의 운동을 일으키거나 하는 일은 없으므로 임신중에 사용해도 비교적 안전하다.

임신 중 뿐만 아니라, 변비는 가능한 한 약에 의존하지 않고, 음식물이나 운동, 화장실에 가는 습관 등에 의해 치료해야 한다. 그러나 임신 중에 변비가 심해졌을 때, 무리하게 힘을 주면 치질이 되기 쉬우므로 그런 경우는 오히려 무리를 하지 않고, 완하제를 적당히 사용하는 것도 좋은 방법이다. 어쨌든 임신중에 약을 사용할 때는 일단 의사에게 상담한 후 사용하도록 한다.

□상습 변비증으로 평소부터 관장을 사용하고 있다. 임신 중인데 여전히 지금까지와 마찬가지로 관장을 사용해도 좋을까?

관장은 사용량에 따라서도 다르지만, 일반적으로 장관의 강한 운동을 일으키기 때문에 임신 중에 사용하지 않는 편이 무난하다. 관장이나 하제 중 어느 쪽인가를 사용한다고 하면, 장관에 대한 자극이 적은 가벼운 하제 (완하제)를 선택하는 것이 현명하다.

단, 변비증의 사람 중에는 필요 이상으로 자신은 심한 변비증이라고 믿고 있는 사람이 많다. 대변은 매일 볼 필요는 없다. 변비증이라고 하기보다도 매일 배변이 없는 데에 신경성이 되어 변비증이라고 하는 병이라고 단정하고 있는 여성을 상당히 많이 볼 수 있다. 의사의 지도를 받고 가능한 한 약에 의존하지 않는 방법을 취하도록 노력하는 것이 중요하다.

□월경일이 지나 약국에서 통경제를 사서 복용한 후 설사를 하고 월경은 없었다. 그 후 입덧이 있어서 진찰을 받으니 임신이라고 했다. 통경제는 태아에게 해가 없는가?

늦은 월경을 일으키게 하는 약으로써 소위 통경제라고 하는 것이 약국에서 팔리고 있다. '통경제 있음'라고 하는 간판을 내걸고 있는 가게도 흔히 볼 수 있다. 통경제는 장관을 자극해서 격렬한 운동을 일으키는 작용이 있기 때문에 설사를 일으킨다. 동시에 자궁에 충혈을 일으키거나 자궁근의 수축을 촉진하거나 해서 출혈을 일으킨다.

이와 같은 통경제라고 일컬어지고 있는 약은 인공 임신 중절이 불가능한 옛날에 민간의 소위 낙태약으로서 사용된 것의 흔적이다.

실제 문제로서 유산이 진행중인 경우를 제외하고는 통경제를 복용해도 유산이 일어나는 경우는 적다고 생각한다. 그렇게 되면, 이 경우와 같이 만일 임신하고 있었을 경우에 통경제로 태아에 장해를 주는 일은 없을까 라고 하는 새로운 문제가 생긴다. 통경제 중에는 자궁근을 수축시키는 약도 들어 있기 때문에 임신하고 있는 경우에 복용하면, 태아에게 있어서는 매우 적당치 못한 약이다. 약의 작용에 의해 자궁 수축이 일어나면, 일시적으로라도 태아로의 혈행이 장해받을 우려가 있기 때문이다.

통경제를 임신 초기에 복용했을 경우, 얼마만큼의 실해가 있는가는 확실치 않다. 소량 복용한 정도로는 태아에 대한 영향은 없다고 생각해도 별 지장 없다. 그러나 통경제는 마이너스가 되는 면은 있어도 플러스가 되는 면은 하나도 없어 이와 같은 약을 사용하는 것은 바람직한 일이 아니다. 임신하고 있지 않는 경우라도, 이와 같은 부작용이 강한 약으로 월경을 일으키려고 하는 방법은 좋지 않아 소위 통경제라고 일컬어지는 것의 사용은 중지하는 편이 현명하다.

□IUD를 넣어 피임하고 있었으나 월경이 멈추었으므로 진찰을 했더니 임신이라고 했다. 이대로 낳을 경우, 유산이나 기형아의 걱정은 없는가?

IUD란 피임의 목적으로 자궁속에 넣는 기구로, 자궁내 피임 기구 혹은 외국어를 그대로 사용해서 IUD라고 한다. 피임 링도 그 일종이다. 원래 수정란의 자궁내막으로의 착상을 저해하기 위해서 사용되고 있는 것이기 때문에 IUD를 삽입한 채 임신했을 경우, 유산을 일으킬 우려는 있다. 그러나 만일 출혈도 일어나지 않고 그대로 임신이 계속되었을 경우는 태아의 발육이 저해당하는 일도 없고 기형 등의 선천 이상의 원인이 되는 일도 없다.

삽입한 채로 되어 있던 IUD는 분만 때에 태아 또는 태반과 함께 밖으로 나온다. 따라서, IUD를 삽입한 채 임신했을 경우라도, 만일 아이를 희망한다면, 그대로 낳아도 별 지장 없다. 외국제 IUD는 끈이 달려 있어 그것이 자궁구 밖까지 나와 있기 때문에 임신 초기중이라면 그것을 잡아 당겨서 IUD를 꺼낼 수 있다.

□IUD로 피임을 하고 있었으나 아이를 갖고 싶어서 꺼냈다. 이와 같은 경우에 자궁 내부에 상처가 나서 유산을 일으키는 경우는 없는가?

IUD를 넣고 있는 동안, 자궁내막에는 IUD의 자극으로 인한 변화가 일어나고, 또한 그 변화로 인해 임신을 막고 있는 것도 사실이다. 그러나 IUD를 꺼내 버리면 자궁의 내면은 얼마 안 있어 원래의 상태로 돌아간다.

왜냐하면 자궁내막은 매월 월경이 일어날 때마다 오래된 것은 벗겨져 떨어지고, 새로운 자궁내막이 생기기 때문이다. 이와 같이 자궁의 내부는 항상 새롭게 다시 생기기 때문에 IUD의 자극 정도로는 상처가 생기는 일이 없다. 그 점은 인공 임신 중절과는 다르다. IUD를 꺼낸 후의 임신 능력은 IUD를 넣기 전과 전혀 다르지 않다는 사실이 확인되고 있다. 따라서 IUD를 꺼낸 후에 그 장해가 남는 일은 없다.

□월경일이 지나서 소변의 임신 반응을 조사하였더니 음성이었다. 피임을 위해 링을 넣은 며칠 후에 상당한 출혈이 있었다. 유산된 것인가?

확실한 사실을 말하기 위해서는 그 때 나온 것을 병리 조직학적으로 검사하지 않으면 모르지만 유산의 가능성이 없다고는 말할 수 없다. 왜냐하면, 소변의 임신 반응은 임신의 극히 초기에서는 아직 양성으로 나오지 않기 때문에 음성이라도 임신하고 있는 경우는 흔히 있기 때문이다.

임신한 후에 IUD를 넣으면, 유산을 일으킬 위험이 있다. 따라서 IUD를 넣는 시기는 월경이 시작된 날부터 10일 이내에 하는 것이 원칙이다. 이 기간이라면 아직 배란기 전에 해당되기 때문에 임신하고 있을 가능성이 없기 때문이다.

□임산부는 예방 접종을 받아서는 안 된다고 하는데 정말인가? 만일 받았다고 한다면 어떤 점이 위험한가?

임산부에 대한 예방 접종에 관해서는 '예방 접종 실험 규칙'이라고 하는 법령에 '임산부에게는 예방 접종을 해서는 안 되지만, 그 예방 접종에 관계한 병에 감염될 우려가 있을 때는 그 범위에 들지 않는다'라고 하는 사항이 규정되어 있다. 따라서 이 법령에 의하는 한, 임산부에 대해 예방 접종은 원칙적으로 하지 않는다.

그 이유로서는 임산부는 몸의 상태가 평소 때와는 달라, 외부로부터의 스트레스에 대해 이상한 반응을 일으킬 우려가 있는 점, 예방 접종에 의해 임산부에게 주어진 균이 태아에게 직접 여러 가지 장해를 줄 가능성이 있는 점 등을 고려한 것이라고 생각된다.

이와 같이, 특별한 이유가 없는 한 임신 중에는 예방 접종을 받지 않는 편이 무난하다. 예방 접종을 받을 경우 상당히 위험한가 하면 반드시 그렇지도 않다. 그것은 예방 접종의 종류에 따라서도 다르다. 일반적으로 생왁찐은 받지 않는 편이 좋지만 불활화 왁찐(사균 왁찐)은 받아도 걱정없다고 한다. 생왁찐은 약독화하고 있지만, 살아있는 균을 직접 몸 속에 넣기 때문에 태반을 통해 태아에게 이행하여 태아가 감염될 가능성이 있기 때문이다.

더구나, 생왁찐이 이용되고 있는 것은 두창(천연두) 마진, 폴리오, 결핵의 4종류로 가까운 장래에 풍진 왁찐이 사용될 예정이다. 그 이외는 불활화 왁찐이다.

□해외 여행을 위해 임신 중임에도 불구하고 종두 예방 접종을 받았다. 이상아가 태어날 지도 모른다는 이야기를 듣고 매우 걱정이다. 과연 그러한가?

해외 여행을 할 때는 종두 예방 접종을 필요로 하는 경우가 많기 때문에 임신 중임에도 불구하고 받아 버렸다고 하는 이야기를 흔히 듣는다. 종두 즉, 천연두 왁찐은 생왁찐이기 때문에 임산부는 받지 않는 편이 좋다고 생각되고 있다. 가장 위험한 것은 유산이 일어날 가능성이 있는 점이다. 그런데 실제 문제로써 종두는 아이 때부터 받는 것이 규칙이 되고 있기 때문에 어른이 되어 처음 접종받는 사람은 거의 없을 것이다. 종두는 첫회 접종이 아니면, 그것에 대한 이상 반응이 일어나는 일은 거의 없다. 따라서 유산을 걱정할 필요가 없다. 또한 종두에 의해 선천 이상이 발생하는 경우도 없다.

더구나 임신하고 있다는 진단서가 있으면 종두를 받지 않고 패스포트를 받을 수 있다. 단, 입국처가 그것을 인정하는지 어떤지는, 그 나라의 사정에 의한다.

□하와이로 신혼 여행을 가기 위해 종두 예방 접종을 받았다. 임산부는 종두 예방 접종이 위험하다고 들었는데 허니문 베이비가 생기지 않도록 잠시 피임을 할 필요가 있는가?

종두는 살아있는 천연두 바이러스를 몸 속에 받는 것이지만, 언제까지나 몸 속에 살아 있는 것이 아니고, 얼마 후 모습을 감추어 버린다. 따라서 결혼후에 곧 임신해도 유산을 일으킬 위험은 없다. 따라서 피임 기간을 둘 필요가 없다.

□진찰을 받고 있는 병원에서 임신 중 파상풍 예방 주사를 맞기를 권한다. 임신 중에는 예방 주사를 맞지 않는 편이 좋다고 들었는데 맞아도 되는가?

임산부는 예방 주사를 맞지 않는 것이 원칙이지만, 파상풍 예방 접종에 관해서는 임신 중이지만 받는 편이 좋다고 하는 견해를 가진 의사도 많다. 그 이유로서는 신생아에게 파상풍을 볼 수 있는 경우가 있고, 만일 일어나면 위험이 매우 큰 점, 그것을 예방하기 위해서는 임신 중에 예방 접종을 받아 두면, 태아에게도 면역이 이행해서 안전한 점, 이 예방 주사는 임산부에 대해 거의 부작용이 없는 점 등을 들 수 있다.

파상풍은 지역에 따라서 특히 많은 곳이 있다고도 한다. 만일 그 병원에서 한다고 하면 받아 두어도 아무런 지장이 없고, 그 편이 안심이 될 것이다.

□아이를 원하기 때문에 풍진 왁찐 예방 접종을 받아 두고 싶은데 언제 받는 것이 좋은가?

풍진 왁찐은 생왁찐이기 때문에 임신 후에는 절대 받아서는 안 된다. 이것은 임신 전에 받아야 하는 예방 주사이고, 더구나 접종 후에는 잠시 피임을 할 필요가 있다. 임신 초기에 풍진에 감염됐을 경우, 선천성 풍진 증후군이라고 일컬어지는 선천 이상, 즉 심기형, 백내장, 소두증, 귀머거리, 정신 박약 등이 발생하는 경우가 있다.

임신하기 전에 미리 풍진 왁찐의 예방 접종을 받아 두면 풍진 감염을 예방할 수 있다. 단, 접종하고 나서 잠시 동안, 몸 속에 풍진 바이러스가 살아 있기 때문에 접종 후 2개월은 피임을 하는 것이 중요하다.

□임신 중에 인플루엔자 예방 주사를 맞아도 괜찮은가?

임신 중에는 예방 주사를 맞지 않는 것이 원칙이지만, 만일 당신이 감염의 우려가 있을 때는 오히려 받는 편이 좋을 것이다. 인플루엔자의 예방 접종은 불활화 왁찐(사균 왁찐)이기 때문에 태아에 대해서는 영향이 없다. 주사후, 발열하는 등 모체에는 다소의 부작용이 있을지도 모르지만, 이 부작용도 최근에는 왁찐이 개량, 발달했기 때문에 거의 없어졌다.

인플루엔자에 걸려서 매우 높은 열이나 강한 기침이 나오면, 그 때문에 유산하지 않는다고는 말할 수 없기 때문에 오히려 적극적으로 예방하는 의미에서 예방 주사를 맞는 편이 좋다.

□위에 X선 검사를 받은 후, 곧 임신을 했다. 유산 등의 걱정은 없는가? 임신의 가능성이 있을 때 X선 검사는 어떻게 받으면 좋은가?

이전에 상당한 양의 방사선을 받은 사람이 그 후 임신했을 경우, 방사선의 영향은 크지 않기 때문에 확실히 임신 전이라면 걱정은 없다고 생각해도 좋을 것이다. 그러나, 임신한 자궁이 방사선을 받았을 경우, 임신 초기에는 태아의 발육을 장해할 가능성이 있고, 그 경우 대부분은 유산된다. 무사히 태어났다고 해도 아이가 성장하고 나서, 백혈병이나 악성 종양이 발생하기 쉬워지는 것은 아닐까 라고 하는 일부 학자의 의견도 있기 때문에 생각없이 X선 검사를 받는 것은 결코 좋은 일이 아니다. 따라서 임신의 가능성이 있는 부인은 X선 검사를 받는 시기를 생각해서 할 필요가 있고 부주의한 X선 검사는 피해야 한다.

꼭 검사를 해야 할 경우가 있지만, 그와 같은 때에는 월경 주기의 전반기 즉, 월경 중이나 월경 직후를 선택하는 것이 좋다고 하는 것이 방사선과 전문의의 의견이다. 그것은 배란기 이후가 되면 임신하고 있을 가능성이 있다고 하는 점, 그것도 그 시기에는 하고 있는지 어떤지 산부인과학적으로도 조사할 방법이 없기 때문이다.

그런데 실제로는 이 무렵 X선 정밀 검사를 받고, 나중이 되어 임신한 사실을 깨닫는 경우가 흔히 있다. 더욱이 임신 초기의 증상으로서의 입덧이 나타나고 있으면서도 그것을 소화기의 병, 혹은 간장, 담낭의 병 등으로 착각하고 그 방면의 X선 정밀 검사를 깜박 받아 버리는 경우도 많이 볼 수 있다.

□임신하고 나서 X선 검사를 받으면, 태아에게 어떤 영향이 있는가?

임신 초기의 태아는 아직 몸의 각 기관이 이제부터 겨우 나타나려고 하고 있는 시기로 그것들의 기반이 되는 세포의 분열 증식이 가장 활발한 시기이기 때문에 X선을 비롯해서 감염증, 약의 영향 등을 가장 받기 쉬운 때에 해당한다. 이런 시기는 보통 임신 제3월말까지라고 생각되고 있기 때문에 그 시기가 끝날 때까지는 불필요한 X선 검사는 꼭 피하기 바란다.

그럼 실제로 X선 검사는 어느 정도로 위험한가. 만일 안전 한계가 있다고 한다면, 어디까지 안전한가. 그 한계를 구분하는 것은 무척 어려운 일이다. X선을 동물에 조사해서 태아에 대한 영향을 관찰한 연구는 많이 있지만, 그와 같은 동물 실험의 결과가 곧 인간에게 적용된다고는 할 수 없는 점, 인간에게 직접 그와 같은 실험을 할 수는 없는 점 등이 그 이유이다.

방사선의 위험도는 이와 같이 조사를 받은 시기와 양에 관계한다. 만일 이상이 일어난다고 하면 어떤 일이 일어날 수 있는지, 이전의 연구 결과를 서술해 보고자 한다.

첫째로, 수정부터·착상까지의 사이에 방사선을 받았을 경우, 그 영향에 대해서 생각해 본다. 이 경우, 만일 방사선에 의해 태아에게 장해가 일어난다고 하면 수정란은 죽어 버린다. 만일, 장해가 일어나지 않는다면 수정란은 살아 남아서 자궁내막에 착상하고 정상적으로 발육한다고 생각되고 있다. 이 시기에 수정란의 세포 분열은 활발해도 아직 각 기관으로의 분화 정도가 낮기 때문에 그렇게 되는 것이라고 일컬어지고 있다. 사람의 경우는 배란 즉, 수정부터 착상까지는 7일 전후라고 생각되고 있다.

둘째로, 착상 이후의 임신 초기의 시기이다. 이 시기는 앞에도 서술했듯이 기관 형성기라고 일컬어지는 가장 중요한 기간이다. 이 시기에 다량의 X선을 받았을 경우에 일어날 수 있는 이상에 대해서는 동물 실험에서는 무뇌증, 뇌 헤르니아, 수두증, 소두증 등의 뇌신경계의 이상 외, 골격의 일부 결손, 내장 결손, 무안구증 등이 보고되고 있다. 이와 같이, 강한 방사능이 몸의 발육을 심하게 장해하는 특히 뇌신경계의 발육을 장해하는 사실을 알 수 있다.

임신에 대한 방사선과 소두증 발생과의 관계는 상당히 이전부터 일컬어지고 있다. 히로시마에 원자폭탄이 투하되었을 때, 그 방사능을 받은 임산부로부터 몇 명인가의 소두증 아기가 태어났다. 그 발생율은 임신 초기일수록 높고, 또 폭심지에 가까울수록 고율이었다. 원자 폭탄과 같은 극도로 강한 방사능의 경우는 유산 혹은 조산을 한 예가 많았다. 앞에 든 태아 이상의 대부분이 생존 불가능이기 때문이다.

세째로, 임신 전에 방사선을 받은 사람의 경우가 있다. 즉, 이전에 상당한 양의 방사선을 받은 사람이 그 후 임신했을 경우, 태아에게 어떤 이상이 있느냐 라고 하는 문제이지만, 이와 같은 경우에는 임신했을 경우에 특히 선천 이상의 발생이 많다고 하는 경향은 볼 수 없다. 즉, 임신하기 전에 받은 방사선의 영향은 거의 없다고 생각해도 좋을 것이다.

원자 폭탄 조사를 받은 여성에 대해서도 그 후에 임신한 사람에 대해서 조사한 성적에서는, 이와 같은 여성으로부터 태어난 아이에게 특히 이상 사례는 많지 않았다고 하는 보고가 있다. 실제로 우리들이 임상상 경험하고 있는 사례를 보면, 수정의 전후, 혹은 임신 초기에 X선 검사를 받은 사람이 특히 유산·조산을 하기 쉽거나 선천 이상아를 낳는 경향은 거의 볼 수 없다. 이와 같은 사실에서 태아는 방사선에 대해 상당한 저항력을 갖고 있음을 알 수 있다. 따라서 임신 초기에 X선 검사를 받았다고 해서, 곧 아이를 포기하거나, 인공 중절을 생각할 필요는 없다.

□흉부 질환을 앓은 적이 있기 때문에, 임산부 검진에서 X선 검사를 했다. 유산의 걱정은 없는가?

임신 중에는 X선 검사를 받지 않는 편이 좋다고 해도 실제 문제로서는 임신 중이라도 X선 검사를 받는 경우도 상당히 있다. 현재도 임산부의 건강 진단의 하나로써 흉부 X선 촬영이 상당히 이루어지고 있다. 그러나 흉부는 복부보다 장소가 떨어져 있는 점, 흉부 사진을 1장 찍는 정도의 방사선량은 극히 소량이라는 점 등으로부터, 이 경우는 거의 무해라고 생각해도 좋다. 단, 촬영 때에는 복부에 X선이 닿지 않도록 덮어 두는 것이 중요하다.

임신 중의 치아 X선 검사도 마찬가지로 태아에 대한 영향은 거의 없는 것이라고 생각해도 별 지장이 없다. 그러나 임신 중에 복부 사진을 촬영해야 하는 경우가 있다. 예를 들면 쌍태의 진단, 태위(胎位), 특히 골반위(역아)의 진단, 골반 X선 계측 등이다. 이들의 경우는 임신 경과의 상태나, 분만 난이의 예측을 하는데 있어서도 매우 중요한 점이기 때문에 그 필요성을 생각하면 X선 검사를 받는 것 쪽이 중요하다.

이런 검사들은 보통 임신 후반기, 특히 임신 제8월 이후에 실시하고, 촬영 장 수도 적기 때문에 태아에 대한 영향은 거의 없다. 검사를 받는 데에 지나치게 신경 쓸 필요는 없다.

□담석의 의심으로 X선 검사가 필요하다고 했다. 임신하고 있는데 걱정하지 않아도 되는가?

임신 중이라도 병에 따라서는 꼭 X선 검사를 받아야 하는 경우가 있다. 예를 들면 소화기의 통과 장해, 담석이나 요로 결석 등에 의한 격렬한 복통이 있는 경우, 추간판(椎間板) 헤르니아 등으로 요통이 심한 경우 등이다. 이와 같은 경우는 역시 통증의 원인이 되고 있는 병의 종류나, 그 정도를 확실히 확인하고, 치료 방침을 세워야 하기 때문에 임신 중이라도 검사는 필요하다. 그 점은 의사의 판단에 맡기도록 한다.

□인공 수정에 의한 임신은 정상적인 임신보다 유산 · 조산의 가능성이 높은가?

인공 수정에는 남편의 정액을 이용하는 배우자간 인공 수정(AIH라고 한다)과 정액 제공자의 것을 이용하는 비배우자간 인공 수정(AID라고 한다)이 있다. 남편이 경도의 정액 감소증이라면, 우선 AIH를 시험해 보는 것이 좋겠지만, 고도의 것일 경우에는 AID가 이용된다. 그러나 AID 에는 의학적(우생학적) 문제 뿐만 아니라, 사회적 · 도덕적 · 종교적, 더욱

AID 임신 242례의 경과(1965.66년)

분만	정상산	134
	제왕 절개	17
	겸자 분만	7
	사산	4
	유산 · 조산	12
	임신중	36
	불명	32

이 법률적인 문제가 많이 있어서 찬반 여러 가지의 의견이 있다. 따라서, 아직 일반적으로 널리 사용되지 않고, 극히 일부의 시설에서 이루어지고 있는데 불과하다.

AIH를 실시해서 임신했을 경우의 유산 · 조산 등의 이상에 대해서는 확실한 보고가 없다. 원래 정액 이상이 있거나, 남녀 어느 쪽인지 잘은 모르지만, 아이가 생기지 않는다고 하는 사례(일반적으로 기능성 불임증이라고 한다)에 이용되기 때문에 임신의 성공률은 AID보다 낮다고 하는 결과가 나와 있다. 따라서 유산 · 조산이나 사산율도 일반 경우보다 높다고 하는 경우가 있어도 이상하지는 않다.

어느 정도로 일어나는지는 확실히 말할 수 없지만, 그래도 정상으로 경과하는 것이 대부분이라고 생각한다. AID에 관해서는 그것을 적극적으로 실시하고 있는 K대학 병원의 1965~1966년의 성적을 인용해 보고자 한다.

이것에 따르면 242례의 임신 성공율의 경과는 표와 같고, 그 결과를 안 174례에 대해서 보면, 사산 4례(2.3%), 유산·조산 12례(9.0%)로 일반의 경우에 비해 별로 차이는 없고, 오히려 유조산율은 낮다고 말할 수 있을 것이다. 단, 불명인 32례 중에 유산·조산이 많이 포함되어 있다고 한다면 또 이야기는 별개이지만, 그래도 역시 임신례의 대부분의 사람이 아이를 낳는 것은 사실이다.

결론으로서, AID에 관한 여러 가지 문제는 여기에서는 언급하지 않기로 하고, AIH이든 AID이든, 임신례에 대해서는 유산·조산이나 사산의 발생은 일반의 경우와 별로 다르지 않다고 생각된다.

□30세가 지난 후 임신하려고 한다. 연령과 유산·조산은 관계가 있는가?

연령이 많아지면 많아질수록 유산·조산이나 사산의 수가 늘어나는 것은 사실이다. 또한, 반대로 너무 젊은 것도 문제가 있다. 유산·조산에 관해서는 확실한 수치가 없지만, 사산에 관해서는 반드시 사산 신고수가 제출되기 때문에 전국적인 숫자를 확실히 알 수 있다.

통계에 따르면, 다음 그림과 같이 자연 사산율을 연령층으로 보면 25~29세가 최저치를 나타내고 있고, 이어서 20~24세, 30~34세, 35~39세의 순이다. 19세 이하는 가장 낮은 25~29세에 비하면, 3.3배나 되고 있다. 사산이라고 하는 것은 통계상으로는 임신 제4월 이후의 것이 모두 포함되기 때문에, 유산·조산해서 사산이었던 것도 모두 들어 가게 된다. 또한 물론 만기 출산이라도 결국 사산으로 끝난 것도 포함되어 있다.

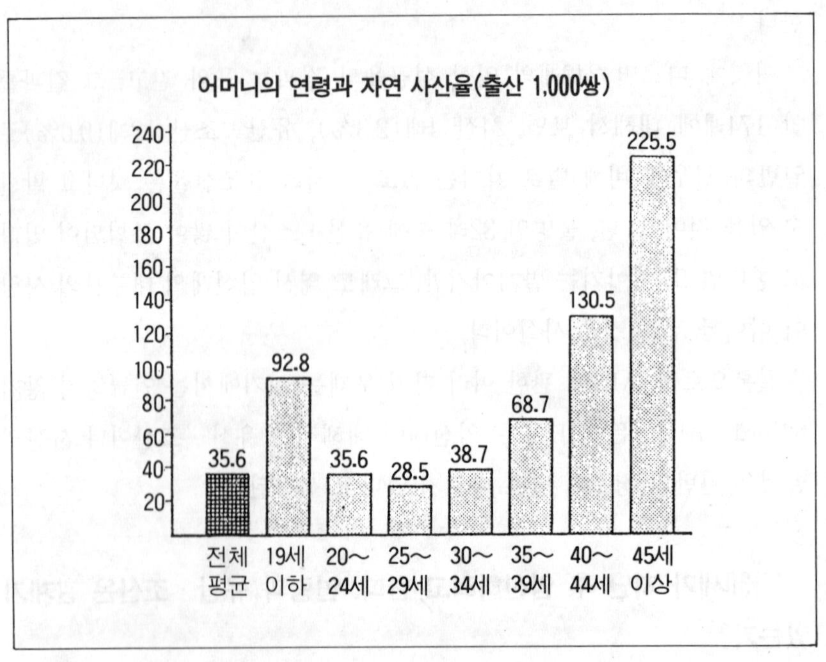

따라서 이 숫자는 임신 제4월 이후에 출산된 태아에 대해서, 불행히 죽어서 태어난 태아의 숫자뿐만 아니라, 유산·조산의 수도 시사하고 있다고 생각할 수 있다.

바꾸어 말하자면, 이 사산율이 가장 낮은 연령층에서 임신하고, 출산한 아이는 가장 튼튼하다고 말할 수 있다. 즉, 통계적으로는 25~29세의 연령층에서 임신하는 것이 모체에 있어서도 아이에게 있어서도 가장 좋은 조건이고, 20~24세와 30~34세가 이것에 이어지게 된다.

보통 35세 이상의 연령에서의 임신은 고년 임신으로 위험시되지만 그 사산율은 25~29세의 2.4배 정도로, 19세 이하의 사산율에 비교하면 훨씬 낮은 사실을 알 수 있다. 여기에서 볼 수 있는 19세 이하의 것은 대부분이 초산이라는 점, 고년 출산 반드시 고년 초산이 아닌 점도 그 이유의 하나라고 생각되지만, 젊은 사람일수록 임신, 출산에 적합한 것이 아니고, 오히려 너무 젊은 연령층에서는 위험도가 높아지는 결과가 나타나고 있다.

이와 같이 25~29세에 가장 좋은 결과가 나타나는 것은 여성의 몸이 심신 모두 가장 성숙해서 자궁이나 질 등의 성기 발육의 상태가 가장 좋은 조건에 있음을 나타내고 있다. 30대에 들어서고 나서 사산율이 늘어나기 시작하는 이유로서는 다음과 같은 원인을 생각할 수 있다.

(1) 뇌하수체나 난소 호르몬 분비의 상태가 차츰 하강해 간다.

(2) 자궁근종, 자궁내막증 등의 유산이나 불임증으로 이어지는 질환이 늘어난다.

(3) 고혈압, 당뇨병, 비만 등의 성인병이 늘어나서 역시 임신하기 어려운 상태나 임신해도 임신 중독증을 일으키기 쉬운 상태가 된다.

(4) 여자가 35세 이상, 특히 40세를 넘으면 배출된 난자에 염색체 이상이 많아져서 유산, 사산이나 선천 이상의 원인이 된다.

이상과 같은 사실을 종합해서 어머니의 연령으로 튼튼한 아이를 낳는 조건을 생각하면 출산에 적합한 연령은 20~40세까지, 가능하면 35세까지 갖고 싶은 만큼의 아이를 낳아 두는 것이 이상적이라고 한다.

물론 이것은 통계상의 숫자로 개개의 경우에 대해서 생각할 때는 또 별개의 문제이다. 20대 초반에 이미 큰 자궁근종이 생겨 있는 사람도 있지만, 40대에 들어서도 전혀 이상 없이 만기 출산하는 사람도 있다. 단, 일반적으로 말해서 이와 같은 경향이 있는 것도 사실이다. 40대 전반의 사산율은 출생 1,000에 대해서 130.5, 40대 후반에서 225.5라고 한다. 숫자는 상당히 고율이라고 하는 사실을 알 수 있다.

따라서 이 질문과 같은 예의 경우, 상당히 중요한 이유가 없는 한, 일부

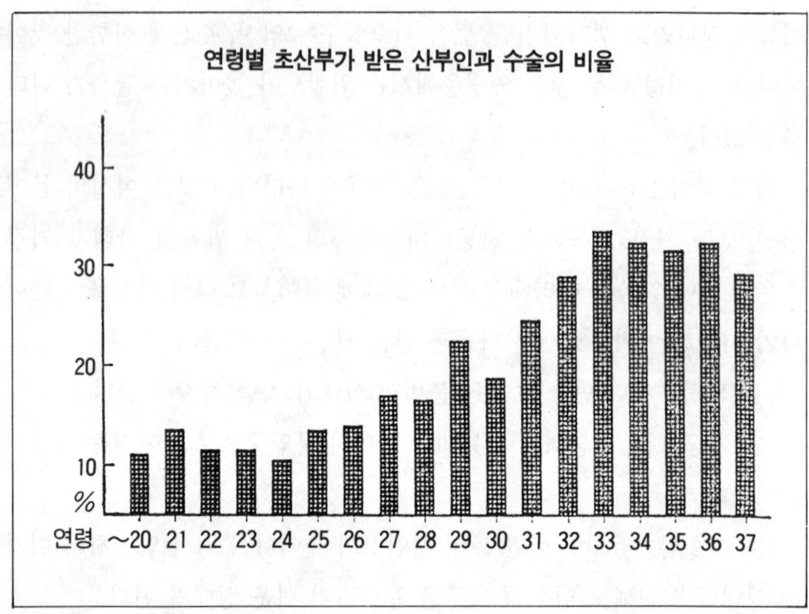

러 30대가 될 때까지 출산을 지연시키려고 하는 것은 의학적으로는 탐탁치 않다고밖에 대답할 수 없다.

□34세에 결혼해서 지금 35세로 임신 제3월이다. 고령 초산부는 임신 중에 이상이 많다고 하는데 유산하지 않을까 걱정이다.

고연령에 처음 출산을 하는 산부를 고년 초산부라고 한다. 같은 35세의 고년 초산부라도 34세에 결혼한 사람과 25세에 결혼한 사람과는, 후자쪽이 조건이 나쁘다고 생각된다. 전자의 경우는 결혼 연령이 늦기 때문에 고년 초산이 된 것은 당연하지만, 후자의 경우 10년간이나 불임증이었다고 하는 사실은 뭔가 임신을 방해하는 원인이 있어, 그것이 임신의 계속이나 분만 때에 불리하게 작용할 우려가 없다고는 말할 수 없기 때문이다.

그 점에서 말하자면, 이 경우는 결혼 후 곧 임신하였기 때문에 그 의미에서는 조건이 좋다고 말할 수 있다.

고년 초산부가 난산이 되기 쉽고, 따라서 제왕 절개 분만이 많은 사실은 일반 상식이 되고 있지만, 임신 중이라도 임신 중독증이나 유산·조산 등의 이상이 나타나기 쉬운 것은 사실이다. 예를 들어 30대가 되면 자궁 근종이 발생하는 경우가 갑자기 늘어나기 때문에, 그것이 있으면 당연히 유산·조산의 원인이 된다. 또한 고혈압, 당뇨병 등 소위 성인병의 호발 연령인 40대에 가까우면, 그만큼 임신 중독증도 많아지고 그것에 따르는 유산·조산도 많아진다.

이와 같은 사실은 별도로 고년 초산 뿐만 아니라, 경산부라도 고년이면, 그와 같은 합병증의 발생률이 늘어난다. 다운 증후군이나 포상 기태 등의 이상도 초산, 경산에 한하지 않고 고년이라고 하는 사실만으로 증가한다. 단, 이것들은 통계적으로 말해서 숫자상으로 많다고 하는 얘기로, 고년 초산이라도 전혀 이상이 없는 경과로 튼튼한 아이를 낳는 사람도 많이 있기 때문에, 달리 아무 이유가 없으면 연령이 높다고 하는 조건만으로 지나치게 신경 쓸 필요는 없다.

□25세에 결혼해서, 다음해에 아이를 낳고, 그 후 이혼했다. 36세에 재혼했기 때문에, 아이를 갖고 싶지만, 10년이 지난 후라 고령 초산과 같은 이상이 일어날까 걱정이 된다.

한 번이라도 분만한 경함이 있으면 초산부라고는 말하지 않지만, 간격이 10년 이상이나 떨어지고, 더구나 36세가 넘어서의 임신·출산이라면 역시 고년 초산에 준하는 듯한 셈으로, 여러 가지 점에서 주의가 필요하다. 초산, 경산에 관계 없이 고년 출산인 것은 사실이고, 또 10년 간 사이에 자신이 깨닫지 못하는 곳에 뭔가 이상이 생겨 있을 지도 모른다.

가능하면 임신 전에 전문의에게 진찰, 검사를 받고 자궁암이나 자궁근종, 난소낭종 등의 변화가 일어나고 있지 않는 사실을 확인받은 후에 임신하는 것보다 더 나은 것은 없다. 만일 그와 같은 이상이 없고, 더구나 전신적으로도 건강 상태라면, 임신해도 아무 지장이 없다. 단, 임신 중의 정기 검진은 빠지지 않고, 오히려 횟수를 늘리는 정도의 셈으로 전문의나 조산부의 지도를 받는 것이 중요하다.

더구나 한 번이라도 이전에 출산 경험이 있으면 같은 연령의 고년 초산부와 비교하면 그만큼 조건은 좋다고 말할 수 있다. 전회가 정상 분만이라면 이번의 분만도 자연 방법이 좋다.

□최근 공해로 선천 이상아가 늘고 있다고 하는데, 내가 살고 있는 곳은 공장 지대이기 때문에 걱정이 된다. 어느 정도로 위험할까? 유산·조산의 걱정은 없는가?

대기 오염, 하천의 오탁, 소음 등으로 인해 사람의 건강이나 생활에 장해가 일어나는 것을 일반적으로 공해라고 부르고 있다. 공해의 직접 원인으로서는 ① 공장 사업소가 내는 매연, 유해 가스, 분진, 오수, 유해 물질을 포함 한 배수, 소음, 진동, 악취, 지하수의 퍼 올림에 의한 지하수의 수위 저하. ② 자동차에 의한 소음, 배기 가스. ③ 건설 공사 등으로 인한 소음, 진동, 분진. ④ 일반 가정이 내는 소음, 오수 등을 생각할 수 있다. 이 공해 중에는 확실히 그 지역의 주민이 고농도로 오염되어 건강에도 여러 가지 장해가 나타나고 있는 것은 주지의 사실이다.

예를 들면, 유명한 미나마타병은 일본의 쿠마모토 현 미나마타 시를 중심으로 발생한 것으로 공장 배수 중에 포함된 유기 수은에 의한 해산물의 오염에 의한 것이다. 이것에 의해 모체의 생식 능력이 장해되어 불임증, 유산·조산, 사산의 원인이 되는 것이다. 또한 신생아가 출생했을 경우라도 태아성 미나미타병이라고 일컬어지는 선천 이상이 있어 뇌성 소아마비와 비슷한 중추 신경계의 중독 증상이 나타난다.

그리고 이타이이타이병은 공장 배수액 속에 포함된 카드뮴이 수전을 오염하고, 농작물로 체내에 들어와서 중독 증상을 일으킨 것이라고 생각되고 있다. 이타이이타이병 환자는 칼슘 대사를 장해받아, 골조직의 파괴가 현저함과 동시에 신기능(腎機能)이 현저하게 장해받는다. 또한 여성은 남성보다도 장해를 받기 쉽고, 그것은 호르몬 관계에 의한 것으로 생각되고 있다.

이 외에, 공장 지대 주택가의 대기 오염에 의한 기관지 천식 환자의 다발을 비롯해서, 여러 가지 종류의 공해가 이 좁은 한국의 국토에 넘치고 있는 느낌이 든다. 이런 상태에서는 도저히 건강한 아이를 낳을 수 없을 것 같지만 사실은 어떨까?

다행히 실제 문제로서 공해의 영향에 의한 모체의 장해, 태아의 발육 이상 등은 일어나고 있지 않다. 예를 들면 농약 오염을 예로 들어도 DDT, BHC 등에 의해 농작물이 오염되고, 그것이 모체내에 들어가서 모유 속에 분비되어 온 것은 사실이다. 그러나 다행히 그 농도는 유아 발육에 영향을 미치지 않고 가령 다소의 오염이 있어도 모유는 인공 영양보다도 역시 뛰어난 것으로 간주되어 수유가 주장되어 왔다.

쥐의 실험에서 소음을 주면, 수태율의 저하, 사산율이나 기형율의 상승이 있다고 하고, 또 비행장 주변의 닭이 알을 낳지 않게 되거나, 젖소의 유즙 분비량이 저하한다든가 하는 사실도 일컬어지고 있다. 그러나 사람의 경우에, 임신이나 태아에 이상이 많아졌다고 하는 확실한 보고는 없는 것 같다.

대기 오염이 심한 공장 지대와 오염이 없는 그 주변부와 비교해서 공장 지대의 임산부에게 미숙아 출생, 사산, 임산부 빈혈, 조산, 임신 중독증 등이 많다고 하는 연구가 보고된 적이 있지만, 조사 내용에 의문이 있다고 하는 반론도 있어서 널리 승인되고 있지 않다.

공해는 절대 경시해서는 안 되고 앞으로는 현재보다 더욱 감소시키도록 국민 모두가 노력해야 하는 것은 당연하다. 그러나 이상의 사실로 생각해서 공해가 태아에 대해 일으키는 영향은 특수한 경우를 제외하고는 일반적으로 일컬어지는 정도의 걱정은 없다고 생각해도 좋을 것이다.

□임신 3개월이 되었다. 최근 친구가 3개월에 유산했기 때문에 걱정이 된다. 매일의 가사는 어느 정도로 해야 좋을까? 안정하고 있어야 하는가?

임신 2~3개월은 유산하기 쉬운 것이 확실하지만 특별한 일이 없는 한, 매일의 가사를 그만두어야 한다고 할 필요는 없다. 친구의 유산이 어떤 원인이었는지, 혹은 원인을 몰랐는지 불분명하지만 아마도 매일 하는 세탁이나 청소가 원인이 되었다고 하는 것은 아닐 것이다.

생활을 해 나가는데 매일 대강의 스케줄은 정해져 있을 것이다. 그 리듬을 무너뜨리지 않도록 즉, 보통 때는 단시간에 끝나는 세탁을, 갑자기 결심하고 많은 량의 빨래를 했더니 아침부터 오후까지 걸려 버렸다고 하는 일이 없도록 유의한다. 세탁은 기계가 해 줘도 말리거나, 걷거나,

다림질 등 일의 양이 늘어나게 된다. 세탁 뿐만 아니라, 청소나 취사에 대해서도 같은 말을 할 수 있다.

같은 자세를 장시간 계속 취하거나, 같은 일을 꾸준히 하는 것은 피로의 원인이기 때문에 임신 중에는 특히 주의해서 무슨 일이나 한 번에 끈기있게 꾸준히 하는 것은 피하도록 한다. 이 점을 염두에 두고 하면 매일의 가사는 임신 중이라도 여느 때와 다름 없이 해도 별 지장이 없다. 다만 여기에서 주의해 주기 바라는 점은 자가 영업의 경우, 그 일은 가사와는 별도로 생각한다고 하는 점이다.

자가 영업의 일은 일을 갖고 있는 사람과 마찬가지로 생각하고, 가끔 휴식한다든가, 격렬한 일이라면 다른 일과 바꾼다든가, 무리가 없도록 한다.

□배가 눈에 띄기 시작할 때까지 스스로 임신복을 재봉하거나, 아기의 의류도 만들고 싶은데 모친으로부터 재봉질을 하면 유산한다는 얘기를 들었다. 정말인가?

임신 중에는 재봉질을 하지 않는 편이 좋다. 단, 확실히 일컬어지고 있었다. 그러나 요즘은 옛날만큼 요란하게 일컬어지지 않게 되었다. 그것은 옛날의 발밟기식의 재봉틀에서는 진동이 직접 몸에 전해져 왔기 때문에 혹 유산한 적이 있었을 지도 모른다. 그러나 지금 재봉틀은 거의 전동식으로 되어 있기 때문에 이 걱정은 없어졌다.

전동 재봉틀질을 하면 하복부나 허리에 힘이 들어가거나, 압박하기 때문에 임신 중에는 좋지 않다는 사람도 있지만, 직업으로써 매일 장시간 재봉틀질을 할 경우는 차치하고, 주변의 옷을 재봉하는 정도는 유산·조산을 일으킬 만큼 하복부나 허리에 힘이 들어가는 일은 없다. 재봉틀질의 임산부에 대한 영향으로서는 다리의 움직임이나 재봉틀의 진동보다도 오히려 재봉용의 작은 의자에 부자유스런 모습으로 장시간 앉아 있는 편이 좋지 않다. 재봉용 의자는 작고 좌고가 높아 장시간 걸터앉기에는 적합하지 않기 때문에 오랫동안 일을 계속하고 있으면 매우 지친다. 임신 중의 피로는 역시 좋지 않다.

재봉틀질을 시작해서 자신도 모르게 완성될 때까지라고 분발해 버리면 임산부가 아니더라도 지친다. 임신 중에는 너무 지치지 않도록 주의할 필요가 있기 때문에 무리를 하지 않도록 주의하면서 일을 한다면 재봉틀 질도 상관없다고 한다.

□현재 임신 4개월이지만 계속 아파트 4층에 살고 있다. 아파트에 살면 유산ㆍ조산하기 쉽다고 하는데 정말인가? 우리 아파트에는 엘리베이터가 없다.

벌써 약 10년이 되었지만, 어느 조사에서 아파트 생활자의 임산부에 대해서 조사해 본 결과, 아래층에 살고 있는 사람보다 윗층에 살고 있는 사람에게 유산이 많다고 하는 결과가 나와서 아파트 생활과 유산이 결부된 적이 있었다. 즉, 아파트 아래층에 살고 있는 임산부에게는 관계없지만 윗층에 살고 있는 임산부는 층계의 오르내림이 있기 때문에 그것이 스트레스가 되어 유산이 일어나기 쉬워진다는 설명이었다.

층계의 격렬한 오르내림은 임산부가 아니더라도 상당한 신체적 부담이 된다. 특히 노인이나 몸이 약한 사람에게는 오르내림의 횟수를 늘리는 일은 무리일 것이다. 임산부의 경우라도 유산ㆍ조산하려고 하는 사람이나 임신 중독증 등의 합병증이 있는 사람은 그것이 부담이 되지 않을 리는 없다.

그러나 4층 정도의 아파트의 계단이 정상 임산부에 대해서까지 유산·조산을 일으키는 원인이 되고 있는지 어떤지에 대해서는 확실하게는 말할 수 없다. 예를 들어 높은 층계에 사는 사람이 승강의 횟수를 줄이면, 오히려 아래쪽에 살고 있는 사람으로 몇 번이나 오르내리는 사람과 부담은 별로 다르지 않게 된다. 또한 평소에 우리들이 생활하고 있는 환경에는 육교나 역 등 계단은 여기 저기에 있다. 병원에도 계단은 있고, 계단 없는 생활이라고 하는 것은 생각할 수 없는 것이 도시의 생활이다.

이와 같이 생각하면 아파트 윗층에 살고 있다고 하는 사실만으로 실질적으로 얼마큼의 부담이 되고 어느 정도로 유산·조산과 관련성이 있는지는 그렇게 간단하게는 말할 수 없다. 보통 집에서도 아래에 살고 있는 것과 2층에 사는 것과 얼마만큼 차이가 있느냐라고 해도 그렇게 확실한 차이가 있는 것은 아니다. 유산하려고 하고 있을 때는 가능한 한 1층에 살고, 안정되면 2층으로 옮기는 경우가 실제 얼마만큼 의미가 있는지는 의문이다.

실제 문제로서는 아파트의 윗층에 살고 있는 사람이 임신했다고 해서 아래층으로 옮길 수 있는 것은 아니다. 그런 점에서도 계단이 많은 곳에서 생활하고 있는 사람은 어떻게 하면 하루의 승강 횟수를 요령있게 줄일 수 있는지, 혹은 계단 승강 때에 넘어지지 않기 위해서는 어떤 점에 주의하면 좋은가 하는 매일의 생활상의 지혜를 생각하는 것이 중요하다.

□26세의 직장 여성이다. 전회 임신 때 3개월 반에 유산했다. 이번에 또 임신했지만 유산하기 쉬우므로 퇴직하는 편이 안전하다고 한다. 나는 일을 계속하고 싶다.

직장 여성에게 유산·조산이 많다고는 흔히 일컬어지는 사실이다. 일에 의한 몸의 부담, 러시 아워에 의한 피로, 직장에서의 서서 하는 일, 혹은 작업장에 있어서의 유독 물질의 사용 등이 임산부에 대한 스트레스가 되어 작용한다고 일컬어진다.

예를 들면 다음 표와 같은 조사가 있다. 전업 주부에 비해 직장 여성은 유산, 사산, 인공 중절이 많고, 그 때문에 보통 출산은 전업 주부의 80%에 비해 55%밖에 안 된다고 하는 보고이다. 그러나, 정확히 직업에 종사하면서 임신하고, 출산하고, 튼튼한 아이를 키우고 있는 사람도 많이 있다. 따라서 일은 위험하다고 간단히 단언할 수 없다.

이 조사를 보면, 직장 여성쪽에 인공 중절을 배 정도 많이 볼 수 있다. 직업을 갖고 있는 사람은 가능한 한 일을 계속하고 싶어하는 이유로 임신을 해도 중절할 기회가 많아지는 것은 당연할 것이다. 그리고 인공 중절은 자신의 의사로 임신의 계속을 포기해 버리기 때문에, 이것은 특별히 생각해야 하는 숫자일 것이다. 또한 인공 중절을 하면 그 후 자연 유산·조산이 되기 쉽다. 그런 의미에서도 일에 직접 관계없고, 인공 중절을 받은 사람의 그룹은 받지 않은 사람의 그룹보다 자연 유산이 당연 많아진다. 이와 같은 조건을 고려하면, 전업 주부와 직장 여성과의 이상 차이는 그다지 크게는 벌어지지 않을 것이다. 그렇지만 역시 시간과 일에 쫓기는 직장 여성쪽이 종합적으로는 전업 주부보다도 마이너스 조건에 있는 사실은 부정할 수 없다. 그렇다고 해서 곧 일을 그만두는 것을 생각하지 말고,

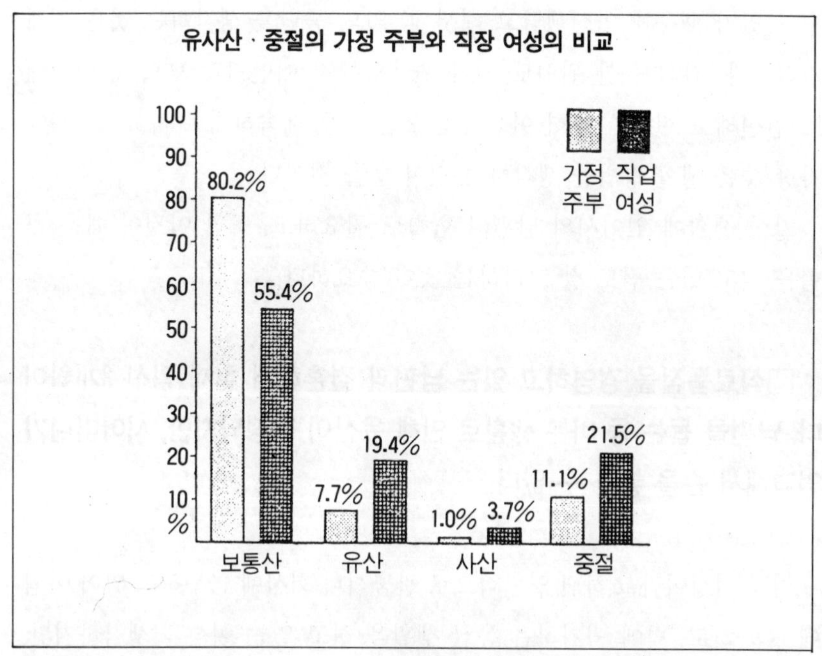

일하면서 아이를 만드는 방법을 좀더 계획적으로 생각해야 한다.

예를 들면, 가능한 한 규칙적인 생활을 한다. 러시 아워 때를 피한 출퇴근법을 생각한다. 쇼핑도 계획적으로 실시하고, 쓸데없는 외출을 삼가한다. 휴일은 가능한 한 휴식을 취한다. 직장일에 의한 부담이 클 때는 일의 내용을 바꾸도록 한다. 영양 섭취에 노력한다. 정기 검진을 받는다. 어머니 교실을 수강한다. 일하고 있으면 식사 준비를 충분히 할 시간이 없기 때문에 그만 인스턴트 식품을 이용하기 쉽다. 그렇게 되면 영양도 치우치고, 또 염분이 많은 식품을 과다 섭취해서 임신 중독증이 되기 쉬운 위험도 증가한다.

근로 기준법에 따라서 일하는 임산부의 보건도 일단 보증은 되어 있고, 또 이상 징후가 있으면 자신의 의료 보험증을 사용해서 치료를 받을 수도 있기 때문에 임신했다고 해서 곧 일의 중단을 생각하는 것은 지레짐작이다. 전의 유산 원인도 일과 관계있는지 어떤지도 모르고, 이번에 또 임신해도 현재 특별히 이상이 없으면 일은 계속하기로 하고, 그 위에 가장 좋은 생활 방법을 생각하는 것이 좋을 것이다.

일상 생활에 있어서의 남편의 협력도 필요하고, 또한 이것이 매우 큰 힘을 갖고 있는 점도 잘 고려하는 것이 중요하다.

□식료품점을 경영하고 있는 남편과 결혼해서 현재 임신 3개월이다. 남편을 돕는 등 바쁜 생활로 인해 유산이 걱정되지만, 시어머니가 엄격해서 손을 놓을 수 없다.

직장 여성이라고 하면 일반적으로 관공서나 회사에 근무하고 있어 아침에 출근하고, 밤에 귀가하는 봉급 생활을 하고 있는 여성을 생각하지만, 자가 영업을 하고 있는 전업 주부나, 농촌의 주부도, 당연 직업 여성으로서 생각해야 한다. 오히려 일반 봉급 생활자보다도 노동 시간이 길다. 육체 노동량이 많다. 휴식일이 거의 없다. 가사에도 병행해서 종사해야 하는 등 신체적 부담은 오히려 큰 경우가 많다.

이와 같은 경우, 주위에서는 일반 직업 임산부와 마찬가지로 취급해서 일상 생활, 노동량, 휴식 시간, 영양 섭취, 임산부 검진 등에 충분한 배려를 할 필요가 있음은 말할 필요도 없다. 이전 농촌, 산촌, 어촌에서는 임산부 사망률이 높고, 유산·조산·사산, 후기 임신 중독증, 미숙아의 출생 등이 많고, 그 원인은 과로에다가 영양의 치우침, 위생 지식의 결여, 의료 시설의 불완전 등에 의한다고 일컬어져 왔다. 최근에는 다행히 일반의 생활 수준의 향상이나 의학적 지식의 진보에 의해 이전에 비해 임산부의 중독한 장해는 현저하게 감소했지만 아직 문제가 많이 남아 있다. 특히 농촌, 산촌, 어촌의 직업 임산부나 자가 영업의 임산부는 일반 샐러리맨과 같이 근로 기준법으로 보호받는 점이 없기 때문에 아무래도 과중 노동에 빠지기 쉬운 우려가 있다.

임신중에는 역시 과격한 스포츠나 노동은 피해야 하고, 그것은 당연히 자가 영업을 하고 있는 사람에게도 적용된다. 시어머니가 까다롭기 때문이라고 해서 참아야 한다고 하는 것은 문제가 되지 않는다. 남편에게 잘 이야기해서 우선 남편의 적극적인 협력을 얻도록 노력을 해야 한다.

□농업에 종사하고 있다. 일손이 없기 때문에 임신해도 농삿일을 그만둘 수 없다. 유산하지 않도록 하기 위해서는 어떤 점에 주의하면 좋은가?

최근 농삿일은 상당히 기계화가 진행하고 또, 이 기계류를 여성이 조작하는 경우도 많아졌다. 그것에 따라서 농촌 의학 전문가 사이에서는 경운기 유산이라고 하는 말도 들린다. 기계에 따라서 다소의 차이는 있다고 생각되지만, 예를 들면 경운기를 사용해서 밭을 경작하고 있을 때의 몸의 진동은 상당히 격렬하다. 발밟기 재봉틀의 작업 등과 마찬가지로 몸에 진동이 전해지는 작업은 임신 중, 특히 임신 초기에는 좋지 않다.

또한 도로를 주행하는 경우라도 스스로 운전하면 작은 운전대에 걸터앉기 때문에 배에 영향이 있는 무리한 자세가 되므로 포장 도로는 별로 진동하지 않는다고 해도 좋지는 않다. 만일 전에도 임신 중에 경운기를 사용하다가 유산의 경험이 있었다고 한다면 특히 주의하고 경운기 작업은 다른 사람에게 맡기도록 한다.

기계류를 사용하지 않는 정도의 농삿일은 휴식 시간을 가끔 갖거나, 점심 시간에 누워서 쉬는 등 능숙하게 몸을 쉬게 해서 과로해지지 않도록 주의하도록 한다. 농삿일은 확실히 격렬한 노동을 하는 경우가 많기 때문에 옛날, 농촌에서 유산·조산이나 사산을 많이 볼 수 있었던 것은 그것이 원인의 하나였다고 생각되지만 그것보다도 오히려 생활면의 관리, 즉 식사라든가 수면 시간이라든가, 혹은 집 구조라든가, 그 외 여러 가지 생활 방법에 문제가 있었기 때문이라고 생각된다. 최근의 농업은 이 면이 크게 개선되었기 때문에 농촌이라도, 도시라도, 유산·조산에 관한 생활면의 주의는 별로 다르지 않다.

□첫임신으로 현재 3개월에 막 들어섰다. 결혼 후 아직 친정에 가지 않았기 때문에 남편과 둘이서 자가용으로 갈까……하고 생각하는데 언제쯤이면 유산의 우려가 없는가?

최근에는 자가용차족이 늘고, 그래서 여행을 하는 사람이 많아, 임신 중의 여행도 자가용으로 계획하는 사람이 많다. 여행 때의 교통 기관의 진동, 과로 혹은 피로 등으로 유산·조산을 유발하는 경우가 있는 사실은 옛날부터 잘 알려져 있다. 그러나 어느 정도까지의 여행이 안전한지는 임신 월 수, 여행 거리나 교통 기관, 여행 일정, 임신의 건강 상태나 유산·조산의 경험 유무 등으로 조건이 다르다.

극히 일반적으로 말하자면 여행은 임신이 가장 안정된 임신 5~7개월 즉, 임신 중기에 하는 것이 좋다고 생각된다. 그 이전에는 유산의 가능성이 있고, 그 이후에는 조산이나 미숙아 분만의 위험이 있기 때문이다. 그리고 진동이 큰 버스는 가능한 한 이용하지 않는 것이 안전하다고 일컬어져 왔다. 물론 너무 먼 장거리 여행은 권할 수 없고, 기간은 짧은 것이 바람직하다고 생각된다.

최근에는 초음파 도플러법이라고 하는 새로운 방법에 의해, 태아의 심음(心音)을 임신 3개월말까지 거의 100% 검출할 수 있게 되었다. 따라서 이것이 들리면 우선 임신 경과는 순조롭다고 판정할 수 있다. 그래서 달리 이상 증상이 없는 한, 임신 4개월에 들어서고 나서 여행해도 별 지장 없다. 또한 옛날과 달리 포장이 발달해서 도로 사정이 좋아지고 버스나 승용차의 발달에 의해 진동도 적어져서, 여행 조건이 훨씬 개선되었다. 또한 항공망의 발전으로 인해 국내는 상당한 거리라도 비교적 단시간에 여행이 가능해졌다. 따라서 옛날보다 교통 기관에 의한 유산·조산 유발의 위험은 적다고 생각된다. 그러나, 그렇게 되면 또 그 만큼 더욱 긴 여행을 하고 싶어지는 것이 인정이다. 열차로 갈 수 있는 곳도 자가용을 이용하고 싶어진다. 그만큼 무리한 스케줄의 여행이 될지도 모른다.

유명한 산부인과의 S박사 병원에는 그 접수 창구에 '임신중 여행 상담에 관해서는 일절 대답할 수 없다. 왜냐하면 임신 중에 여행해도 괜찮다고 하는 보장은 없기 때문이다'라고 하는 게시를 내 걸고 있다. S박사의 의견은 조금 지나치게 엄격하다고 생각될 지도 모르지만, 여행해도 절대 괜찮으냐고 하면, 그것까지는 의사도 책임을 질 수 없다고 하는 양심적인 대답이라고 해석할 수 있을 것이다. 이 경우에 대해서도 실제로 어느 정도 규모의 여행인지 모르는 한, 확실한 대답은 할 수 없지만, 일반적으로는 빨라도 임신 4개월에 들어서고 나서 할 것, 장거리가 아니면 자가용은 삼가할 것, 적어도 스스로는 운전하지 말 것 등은 확실히 말할 수 있다.

□임신 8개월에 들어섰기 때문에 그 사이 고향에 돌아가서 분만하고 싶다. 현재에 도시에 살고 있다. 조산이 걱정되는데 열차와 항공기 중 어느 쪽이 안전한가?

시간의 점에 관한 한, 항공기 쪽이 훨씬 편하다고 말할 수 있다. 단, 만일 여행 도중, 교통 기관 안에서 유산·조산의 징조가 나타났을 경우에는 아직 열차 쪽이 안전하다. 만일, 긴급 사태가 일어났을 때는 급정차해서 어딘가의 구급 병원으로 운반하는 것이 가능하기 때문이다. 만일 항공기에서 그와 같은 일이 일어나면 어떻게 할 수 없게 된다.

이와 같은 위험성의 방지를 위해 항공 회사는 임산부 탑승에 대해 다음과 같은 제한을 하고 있다.

(1) 분만 예정일보다 40일 이내의 탑승 때는 탑승전 72시간 이내에 쓴, 탑승에 별 지장이 없다는 취지의 의사 진단서를 필요로 한다.

(2) 분만 예정일보다 2주일 이내의 탑승 때는 의사의 동승을 필요로 한다.

더구나 국제선의 경우는, 각 항공 회사에 따라서 조건이 조금 다른 것 같다. 귀향 분만 때는 임신 9개월에 들어서고 나서 친정에 돌아가는 경우가 많기 때문에 이 제한에 걸리는 경우가 흔히 있음을 알아 둘 필요가 있다.

최근에는 가족 구성이 핵가족화의 경향에 있기 때문에 귀향 분만을 하는 사람이 있지만, 임신 출산에 관해서 의사의 입장에서 말하자면, 임신 초기부터 월 수가 진행함에 따른 경과를 한 사람의 의사에게 진찰받고, 분만에 임하는 편이 바람직하다고 하는 사실도 덧붙여 말해 둔다.

□두 살난 아이를 가진 임신 5개월의 가정 주부이다. 가족 동반으로
해수욕을 즐기고 싶다. 임신 중, 수영은 어느 정도까지 안전하가?

　격렬한 스포츠, 특히 몸 전체를 사용하는 것, 혹은 넘어지기 쉬운 것은
임신 중에는 삼가해야 한다. 그러나 그것을 너무 엄격하게 제한하면 운동
부족이 되어 버린다.

　예를 들어 수영에 대해서 말하자면, 임신 중기(임신 5~7개월)의 안정
된 시기라면 풀장에서 가볍게 수영하는 정도는 별 지장이 없다. 물론 뛰어
들거나 하는 것은 엄금이다. 단, 해수욕이 되면 조금 조건이 달라진다.
해안의 자외선은 몸에 대한 자극이 강하고, 또 해수욕은 풀장에서 수영하
는 것보다 몸의 피로도가 큰 것이 보통이다. 따라서 가령 임신 중기라도
일반인과 마찬가지로 해수욕을 즐기는 것은 위험하다. 강한 일광을 가리
는 그늘에서 한가롭게 지내는 정도가 무난하다.

□평소에 테니스를 하고 있었지만, 임신했기 때문에 그만두었다.
지금은 임신 4개월이다. 유산의 걱정이 없어지면 다시 테니스를 하고
싶은데, 언제부터 시작하면 좋을까?

　보통, 임신 중기(임신5~7개월)는 안정기이기 때문에 여행, 스포츠
등은 별 지장이 없다고 일컬어지고 있다. 단, 이것도 정도 문제이다. 테니
스는 상당히 운동량이 많고, 옥외에서 하는 경우가 많은 스포츠이기 때문
에 별 지장이 없다고 해도 그 점을 잘 생각하고 단시간, 가볍게 시합하는
정도로 운동한다. 코트에 뛰어 다니거나, 강한 스매시나 발리를 하는 것은
좋지 않다. 코트에 나가는 시간은 짧게, 그늘에서의 휴식은 길게 한다.

즉, 임신중의 스포츠는 운동을 한다고 하기 보다도 기분 전환을 한다고 하는 기분으로 한다. 햇빛을 쪼이는 것은 필요하지만, 강한 직사광선에 장시간 노출되는 것은 좋지 않다.

□임신 초에 절박 유산이 있었으나, 현재는 가라앉았다. 마작을 좋아하는데 해도 좋은가?

사람의 몸은 누워 있을 때의 자세는 차치하고 장시간 같은 자세로 있는 것은 매우 지친다. 같은 자세를 유지하기 위해서, 같은 근육이 계속 작용하고, 그 때문에 유산균 등의 노폐물이 근육 속에 쌓여서 많아지면 근육은 작용할 수 없게 된다. 이것을 피로라고 한다.

피로할 때, 그 근육을 쉬게 해 준다. 즉, 오래 앉아 있었다고 한다면 앉는 자세를 바꿔서, 서서 걷거나 눕거나 하면, 노폐물은 차츰 줄어들어서, 다시 근육은 작용할 수 있게 된다. 이것을 피로가 회복했다고 한다. 즉, 앉아 있기 때문에 지치지 않는다고 하는 것이 아니고, 앉는 자세를 계속함으로써 지치는 것이다.

또한 앉아서 앞으로 웅크리면 복압이 가해지기 때문에 특히 절박 유산을 경험한 후에는 별로 좋은 것은 아니다. 게다가, 마작은 게임 전개에 따라서는 잠깐이라고 생각해도 의외로 장시간이 되는 경우가 있기 때문에 기분 전환이 되겠지만 별로 권할 수 없다.

□외출을 좋아하지만 식구들이 임신하고 나서는 가능한 한 집에 있도록 해서 지루하다. 어느 정도의 레저라면 즐겨도 좋을까?

불안정한 임신 초기는 차치하고, 임신이 안정되는 임신 중기(5~7개월)에는 너무 집에만 있어도 오히려 운동 부족이 되는 경우가 있기 때문에 어느 정도의 레저는 운동도 되고, 기분 전환에도 좋기 때문에 적당히 즐기는 것은 좋을 것이다. 단, 어디까지나 임신중이라는 사실을 잊지 않고 격렬한 운동을 하거나, 너무 지치는 일이 없도록 주의할 필요는 있다. 연극, 영화 등은 의자에 장시간 앉아서 몸을 움직이기 어려운 경우가 많기 때문에 허리가 아파지거나, 복압도 가해지기 때문에 전항과 같은 이유로 별로 바람직하지 않다.

드라이브는 진동이 나쁘다고 하기 보다도 역시 마찬가지로 장시간 자세를 바꿀 수 없는 점이 문제이기 때문에 가능한 한 몇 번 정도 도중에서 휴식을 취하도록 한다. 같은 의미에서 스스로 운전하는 것은 하지 않도록 한다. 열차에 의한 장거리 여행은, 이것도 도중에서 복도를 걷는 등해서 가능한 한 장시간 같은 자세를 취하는 일이 없도록 한다.

□남편은 매우 술을 좋아해서 매일 만취되어서 들어온다. 지금까지 두 번 유산을 했는데 술과 관계 있는가?

남편이 술을 마시는 것과 유산과는 직접적으로는 관계가 없다. 예를 들면, 심하게 취했을 때의 성행위로 임신했을 경우라도 그 아이에게 특별히 이상이 일어나기 쉽다고 하는 경우는 없다. 만일 남편이 마시고 있는 술이 정자에 이상을 일으킨다고 한다면 그와 같은 정자는 수정 능력이 없어져 버려서 임신하는 일은 없다고 생각된다. 따라서 만성 알콜 중독과 같은 경우에는 오히려 불임증이 된다. 남편의 애주(愛酒)가 유산의 원인이 된다고 하는 경우는 거의 생각할 수 없다.

□평소에 가끔 맥주나 와인을 마신다. 임신 중에 술을 마시면 유산·조산이나 태아의 이상을 일으키는 원인이 되는 것은 아닌가?

임신 중에 술을 마셨다고 해서 소량이라면 특별히 장해가 일어나는 일은 없다. 오히려 적당히 이용하는 것은 식사 때에 식욕을 더하고, 취침시에는 좋은 수면제가 되어 플러스가 되는 면도 많을 것이다. 임산부가 한 번에 다량의 술을 마셨다고 해도 그래서 이상을 일으키는 일은 없다. 그러나 술에 의해 영양 섭취가 치우치거나, 생활이 불규칙해지거나, 혹은 취해서 뒹굴거나 하는 경우가 있으면 그것은 물론 바람직하지 않다. 임신 중의 알콜 음료에 그다지 신경성이 될 필요도 없지만, 역시 한도를 지키는 것이 중요하다.

□커피를 매우 좋아해서 하루 4, 5잔은 마신다. 지금까지 2회 유산했는데 커피와 관계가 있는가? 이번 임신하면 커피는 끊는 편이 좋은가?

커피도 술과 마찬가지로, 보통으로 마시고 있는 양이나 농도라면, 그 때문에 임신에 이상이 일어나는 일은 없다. 평소에 매일 4, 5잔씩 마시고 있는 사람이 임신하고 같은 양을 계속해서 마셔도 그 때문에 유산이 일어난다고는 생각할 수 없다. 커피의 과음으로 위 상태가 나빠지거나, 흥분해서 밤에 잠을 이룰 수 없게 되거나 해서, 생활의 리듬이 깨지는 듯한 일이 있으면, 그것은 물론 바람직하지 않다. 그와 같은 일이 없는 한, 평소 이용하는 양을 계속하는 것은 아무 지장 없다.

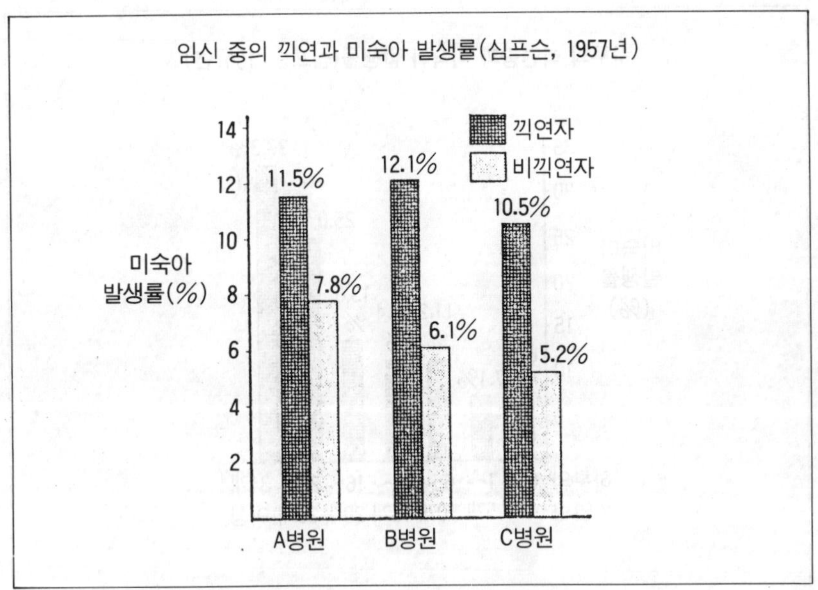

□첫임신인데 입덧이 심하고, 더구나 담배를 무턱대고 피우고 싶어진다. 평소에는 하루에 10개피 정도를 피우고 있는데 태아에게 해는 없는가?

임산부의 끽연에 관한 연구는 구미에서는 상당히 많은 조사가 이루어져서 논문이 발표되고 있다. 이것은 한국에서는 아직 임신 중에 담배를 피우는 사람이 적은데 비해 구미에서는 다수의 여성 끽연자가 있음을 나타내고 있다고 말할 수 있다. 그러나 한국에서도 최근에는 젊은 여성 사이에 끽연자가 늘어나고 있기 때문에 앞으로는 큰 문제가 될 가능성이 있다.

임산부의 끽연은 장해가 있다고 하는 사실은 확실하다. 그 중에서도 가장 분명한 사실은 태아의 발육이 장해받아 저출생 체중아(소위 미숙아)의 출산이 많다고 하는 사실이다. 이 사실에 관해서는 미국의 심프슨

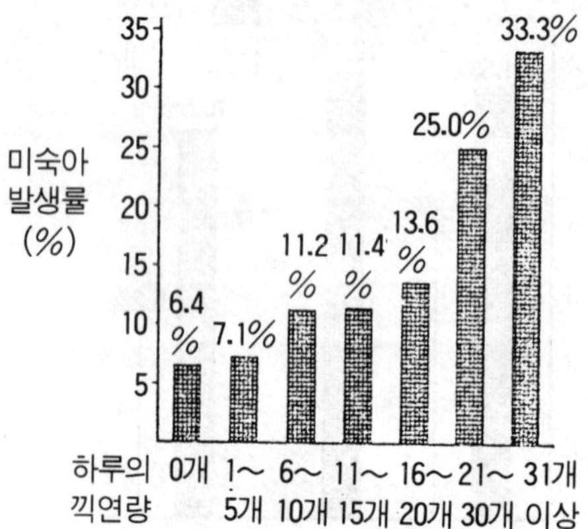

하루의 끽연량과 미숙아 발생율(심프슨, 1957년)
미숙아
발생률
(%)
35
30
25
20
15
10
5
6.4%
7.1%
11.2%
11.4%
13.6%
25.0%
33.3%
하루의
끽연량
0개
1~5개
6~10개
11~15개
16~20개
21~30개
31개 이상

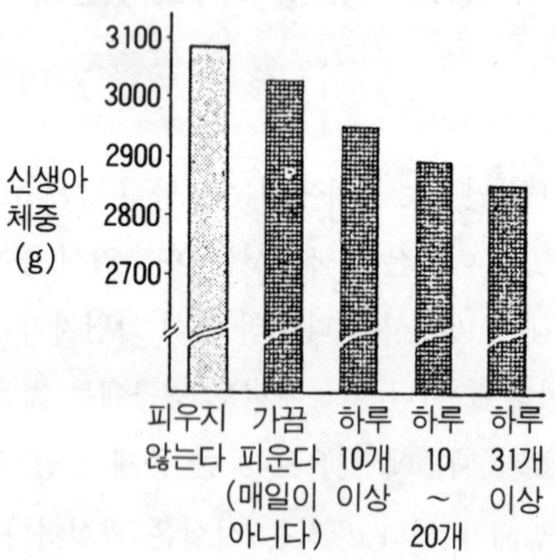

하루의 끽연량과 신생아 체중(플레이저 등, 1961년)
신생아
체중
(g)
3100
3000
2900
2800
2700
피우지 않는다 (매일이 아니다)
가끔 피운다
하루 10개 이상
하루 10~20개
하루 31개 이상

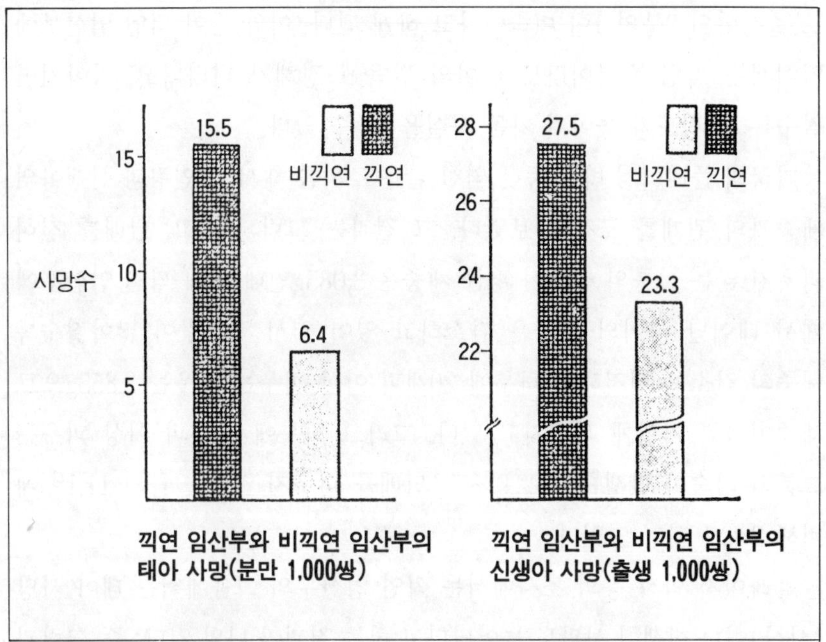

박사의 유명한 연구가 있다. 즉, 윗 그림은 세 병원에서 조사한 것으로 임신 중 담배를 피우고 있었던 사람과 피우고 있지 않았던 사람으로 나누어서 양쪽 그룹으로부터의 미숙아의 발생률을 비교한 것이다. 담배를 피우지 않는 임산부 그룹으로부터의 발생률은 5.2~7.8%인데 비해, 끽연 임산부에서는 10.5~12.1%로 1.5배에서 2배의 높은 비율을 보이고 있다.

다음의 그림은 하루에 피우는 담배의 갯수와 미숙아의 출생률과의 관계를 나타낸 것이다. 전혀 피우지 않는 경우가 6.4%인데 비해, 끽연자는 하루의 갯수가 많아지면 많아질수록 그 발생률이 높아진다. 그리고 하루 6~10개피의 그룹에서 이미 11.2%로 거의 2배에 이르고, 그 이상의 끽연량에서는 점점 증가해서 하루에 31개피 이상 피우는 그룹에서는 33.3%

로 출생아의 3분의 1이 미숙아라고 하게 된다. 이와 같이 끽연 임산부에 있어서는 가령 소량이라도 태아의 발육에 장해가 나타나고, 많아지면 질수록 그 정도가 높아져 가는 사실을 알 수 있다.

미국의 플레이저 박사 등은 역시 같은 조사를 해서, 끽연량과 신생아의 체중과의 관계를 조사해 보았다. 그 결과는 그림과 같고, 담배를 전혀 피우지 않는 그룹의 신생아 평균 체중은 3,085g인데 대해 끽연 임산부에게서 태어난 아이의 체중은 감소하고 있어 역시 끽연량이 많아질수록 체중의 감소는 현저해서 하루에 20개피 이상 피우는 경우는 2,855g으로 체중이 1할 가깝게 적어지고 있다. 그리고 하루에 20개피 이상 피우는 그룹의 미숙아 발생률은 22.9%로, 담배를 피우지 않는 그룹의 11.1%에 비해 2배가 되고 있었다.

플레이저 박사 등의 조사에서는 끽연 임산부의 그룹에서는 태아 사망 (사산)이나 신생아 사망도 늘어난다고 하는 결과가 나와 있다. 즉, 그림과 같이 태아 사망률은 분만 1,000에 대해서 피우지 않는 그룹의 6.4에 대해 15.5로 2.4이고 신생아 사망률은 출생 1,000에 대해 피우지 않는 그룹이 23.3, 다른 그룹이 27.5, 1.2배로 각각 증가하고 있다. 이 외 구미에는 많은 연구 발표가 있지만, 모두 같은 결과가 나오고 있다. 임산부에게 담배가 무해한 근거는 하나도 없으니 임신 중에는 딱 끊기를 권한다.

□임신 중에 담배를 피우면 미숙아가 많아진다고 하는데 어째서 인가? 임산부가 피우지 않아도 남편이 피우면 영향이 있는가?

임산부의 끽연에 의해 태아의 발육이 장해받아 미숙아의 발생이 늘어나는 사실은 확실하지만, 그 원인은 다음과 같이 생각되고 있다.

즉, (1) 니코틴이 태반의 혈관을 수축시키기 때문에 모체로부터 태반을 통해서 태아로 이행하는 영양이나 산소 공급이 장해받는 점, (2) 끽연에 의해 임산부의 식욕이 감소하기 때문에 임산부의 영양 섭취량이 감소하는 점, (3) 끽연에 의해 모체의 혈액 속의 헤모글로빈(혈색소)은 유해한 일산화탄소와 결합하는 것이 늘어나고, 그 때문에 태아의 혈액 중에도 일산화탄소 헤모글로빈이 늘어나서 태아의 대사나 발육을 장해하는 점 등이다.

이와 같이 임산부의 끽연은 미숙아의 발생을 촉진함과 동시에 사산이나 신생아 사망에도 관계하는 사실을 알고 있지만, 기형과 같은 선천 이상과의 관계는 없다. 더구나 본인이 끽연하지 않더라도 주위 사람이 피우고 있는 경우에는 어떤 영향이 있느냐고 하는 점에 대해서는 최근 역시 세계에서 많은 연구 조사가 이루어지고 있다. 담배는 폐암, 심근경색 뇌출혈(지루막하 출혈) 등의 원인이 되는 사실이 확실하기 때문이다. 그 결과, 담배를 피우는 사람은 주위의 피우지 않는 사람에 대해서는 이런 나쁜 영향을 주는 사실이 증명되어 1975년에 WHO(세계 보건 기구)는 끽연은 자신의 몸을 장해할 뿐만 아니라 비끽연자를 연좌하는 것을 경고하고 있다.

한국에서는 폐암 사망자가 구미에 비해 적은 점(그래도 근년 현저하게 증가), 담배가 전매 사업으로서 국영으로 생산되고 있는 점 등의 이유로, 끽연의 해나 그것에 대한 경고의 보급 등이 매우 불충분하다. 끽연은 자신뿐만 아니라 주위 사람에게도 여러 가지 장해를 주고 있는 사실을 잘 인식해야 한다. 따라서 남편의 끽연도 영향이 없다고는 할 수 없다. 그렇다고 하더라도 남편의 담배를 중단시키기가 불가능한 경우도 많기 때문에 끽연 때에는 항상 방 환기에 주의할 필요가 있다.

□지금까지 담배를 애용하고 있었지만 한 번 유산을 했다. 이번에는 임신한 것을 기회로 담배를 끊으려고 생각한다. 뭔가 좋은 금연법은 없는가?

금연에 관한 서적은 몇 종류인가 나와 있지만, 여기에서는 하나의 예를 소개한다. 다음의 사진은 영국의 보건 지도 회의라고 하는 단체가 임산부의 금연을 장려하기 위해서 만든 리플레트로, 영국에서만도 적어도 1년에 1,500명 이상의 태아가 모친의 끽연에 의해 사망하고 있다고 씌어 있다. 그리고 그 뒤에 쓰여 있는 금연 방법은 다음과 같다.

금연 계획

(1) 임신하면, 곧 금연하려고 결심한다. 담배의 갯수를 서서히 줄여서 2~3주일에 금연한다.

(2) 일상의 생활 태도를 바꿔 본다. 여느 때와는 다른 의자에 앉는다. 다른 신문을 구독한다.

(3) 식사 후에 끽연하는 습관의 경우가 많기 때문에, 처음에는 특히 식후 금연에 노력한다.

담배를 줄이는 방법

(1) 제1일째는 제1대째의 담배를 끊는다. 다음날은 제2대째의 담배도 끊고, 매일 그와 같이 1대씩 양을 줄여 간다.

(2) 하루 중의 가장 맛있는 담배를 끊는다. 그 하나는 저녁 식사 후이며 또 휴식 시간 후이다. 그것을 끊어 가면, 이후의 담배는 무의미해져 버린다.

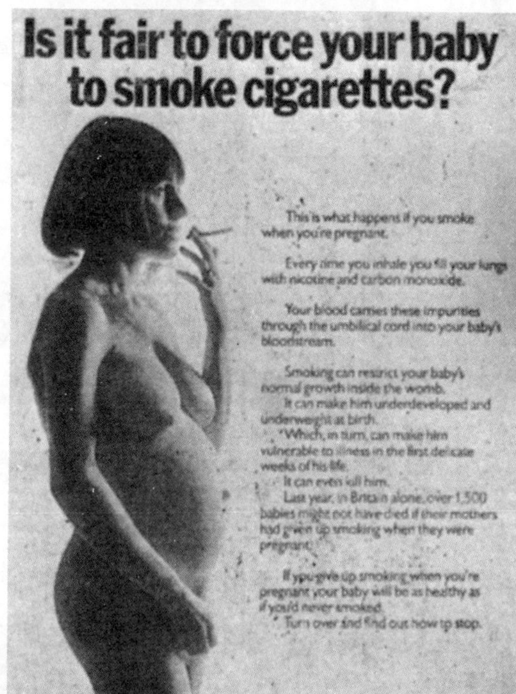

임산부의 금연을 권하는 영국의
리플렛

(3) 그것들이 안 되면, 그 반대 방법을 취한다. 즉 ,식후에만 끽연을 하지 않는다.

절연은 금연보다도 어렵다. 가끔 피우는 듯한 사람은 1개피 더 피워도 크게 다르지 않을 것이라고 생각하고 피워서, 결국 수가 늘어난다.

금연 노력

금연을 시작하면 이상하게 유혹이 많다. 그것을 극복하도록 다음과 같이 노력해 본다.

(1) 친구에게도 금연시킨다.(남편이 피우면 남편을 금연시킨다)

(2) 열차의 '금연실'을 타고 여행한다.

(3) 최초의 수일간은 담배를 피우지 않는 사람과 지낸다.

(4) 여러 사람에게, 나는 금연했다고 전화한다.(그렇게 하면 원래로 돌아가기 어려워진다)

요컨대, 담배에 대한 욕망은 다분히 정신적인 것으로 사소한 궁리에 의해서도 성공하는 경우가 있다고 설명하고, 최후에 다음 말로 문장을 맺고 있다. '임신하면 당신이 먹는 것, 당신이 하는 것에 잘 주의하십시오. 양쪽 모두 당신 자신과 아이의 건강을 위해서입니다. 만일 임신 중에 담배를 피우면, 당신은 뱃속의 아이에게도 무리하게 담배를 피우게 하고 있는 것이 됩니다.'

□음식물의 좋고 싫음이 많고, 특히 육류는 좋아하지 않는다. 편식하면 영양 상태도 나빠져서 임신해도 유산할 우려가 있다고 하는데 정말 그런가?

부인의 영양 상태가 나쁠 경우에는 불임증의 원인이 되고, 또한 임신해도 유산·조산의 원인이 되는 사실도 학문적으로 확실하다. 그러나 그 경우의 영양 상태란 상당히 장해도가 높은 경우로, 보통보다 약간 나쁜 정도로는 거의 원인이 되지 않는다고 해도 좋을 것이다.

예를 들면 동남 아시아나 아프리카 등의 개발 도상국이라고 일컬어지고 있는 지방은 주민의 영양 상태는 선진국에 비해 상당히 나쁘지만, 인구 증가율은 높아, 인구 문제로 시달리고 있는 것이 현상이다. 또한 전쟁 중인 나라의 주민의 영양 상태도 평화시에 비해 상당히 장해받고 있을 가능성이 있지만, 그 때문에 불임증이나 유산·조산이 특히 늘어나고 있는지 어떤지는 확실히 말할 수 없다.

영양, 특히 단백질의 부족은 임신 중독증의 원인이 된다. 임신 중독증은 유산·조산의 원인이 되기 때문에 편식, 특히 육류의 부족이 간접적으로 그 원인이 된다고 할 수 있다. 최근과 같이 식료가 풍부해지면, 당질의 과다 섭취로 비만하는 사람이 많고, 그것이 임신 중독증의 원인이 된다고 일컬어지고 있다.

편식은 절대 바람직하지 않고, 또한 가령 유산이나 조산은 일어나지 않더라도 태아 발육에 장해를 주어 미숙아의 원인이 되거나 하는 사실도 확실하다. 따라서 아이를 갖고 싶다고 생각하는 이상은 자신의 문제 뿐만 아니라 아이의 문제도 생각해서 영양 섭취에 노력하고 편식은 없애도록 노력해야 한다. 그러나 불필요하게 신경성이 되는 것도 바람직하지 않다.

□전회 임신은 3개월에 유산을 해 버렸다. 음식의 좋고 싫음이 많지만, 영양제를 복용하면 유산을 예방할 수 있는가? 비타민 E가 좋다고 하는 이야기도 들었지만, 효과가 있는가?

임산부에게 필요한 영양소로서는 단백질, 지질, 당질, 비타민, 미네랄 등 여러 가지가 있고 각각의 질과 양 및 상호의 밸런스가 문제가 된다. 임산부용 영양제라고 하는 것은 몇 종류인가 시판되고 있지만, 그것들은 모두 비타민과 미네랄을 조합한 것이다. 임신 중에는 자칫 이런 영양소들이 부족하기 쉽고, 특히 한국인의 식사에는 철과 칼슘 두 가지의 미네랄이 부족하다.

임신 중 혹은 수유 중에 이런 영양제를 복용해서 부족하기 쉬운 영양소

104

를 보충하는 것은 바람직한 일로 특히 미네랄을 보급해서 임신 빈혈이나 칼슘 부족을 예방하는 것은, 단지 임산부나 수유부의 건강 뿐만 아니라 태아나 신생아의 발육에도 유익하다. 그러나 필요한 영양은 단지 비타민과 미네랄 뿐만 아니라, 단백질 및 그 밖의 중요한 것이 있다. 영양제만 복용하고 있으면, 식사는 적당히 해도 좋다고 하는 것은 아니다. 따라서 영양제로 유산·조산을 예방할 수 있다고 생각하는 것은 잘못이다.

비타민 E는 불임증 혹은 유산·조산의 예방에 필요한 것이라고 하는 의견이 있다. 확실히 동물 실험에서는, 쥐는 비타민 E가 결핍되면 불임증이 되거나, 유산·조산의 원인이 되거나 하는 사실은 확실하다. 그러나, 사람에게는 비타민 E와 임신이라고 하는 현상이 어느 정도로 관련하고 있는지는, 확실치 않다. 따라서 비타민 E로 유산·조산을 예방할 수 있거나, 혹은 유산·조산하려고 한 것을 치료할 수 있거나 하는 기대는 하기 어려운 것이 실정이다.

□28세이다. 지금까지 3회 임신했지만, 모두 3개월, 2개월, 3개월에 자연 유산했다. 유산은 습관이 된다고 하는데, 나는 유산벽이라고 하는 체질일까?

체질이라고 하는 말은 흔히 이용되는 것으로 편리한 말이지만, 그럼 체질이란 어떤 상태를 말하느냐 하면, 그 설명은 반드시 간단하지 않다. 또한 체질이란 올바른 의미에서 사용되고 있는 경우도 있지만, 애매한 방법으로 사용되고 있는 경우도 많다.

유산을 하면 습관이 된다고 하는 것도 흔히 일컬어지는 애기이지만, 역시 애매한 표현으로 의학적으로는 올바른 표현이라고는 말할 수 없다.

이 경우, 습관이라고 하는 말 그 자체가 확실히 원인을 나타내고 있지 않기 때문이다. 예를 들면 자궁근종이 있는 경우, 임신해도 자연 유산이 일어나는 경우가 흔히 있다. 그와 같은 사람은 자궁근종을 제거하지 않는 한, 임신할 때마다 유산을 반복할 가능성이 있다. 몇 번이나 유산하면, 임상적으로는 습관 유산이라고 일컬어진다.

이와 같은 경우, 한 번 유산했기 때문에 습관이 된 것이 아니라, 원래 유산을 일으키는 원인이 남아 있기 때문에 임신할 때마다 유산을 반복한다고 하는 표현 쪽이 올바르다.

인공 임신 중절을 한 후, 자연 유산을 반복하는 경우도 마찬가지이다. 한 번 인공 중절을 하면, 그 후 자연 유산을 반복하게 되는 경우를 흔히 볼 수 있다. 인공 중절에 의해 자궁 경관이나 자궁내막에 손상이 일어나고, 그 때문에 유산하게 된다. 이 경우도 유산이 습관이 되었다고 하는 표현이 이용되는 경우가 있지만, 역시 인공 중절에 의해 자궁 경관 무력증이 일어나고, 그것이 습관 유산의 원인이 되었다고 하는 표현 쪽이 올바르다.

이런 경우를 유산하는 체질이라고 말할 수 없는 것도 아니다. 그러나 앞에도 서술했듯이, 체질이라고 하는 말은 이 경우는 애매한 표현으로 자궁근종이라든가 경관 무력증이라든가 하는 원인을 말하는 편이 올바른 의학적인 표현이라고 말할 수 있다.

□지금까지 두 번 임신했지만, 모두 3개월에 들어서고 나서 출혈이 시작되었고, 4개월 반쯤 유산했다. 원인은 조사해도 모른다고 한다. 아이를 낳을 수 없는 체질인가?

이 경우는 임신 4개월에 자연 유산을 반복하고 있지만, 실제로는 3개월 초경부터 출혈이 시작되고 있기 때문에, 아마 그 무렵부터 태아나 태반의 발육은 멈춰 있다고 생각한다. 따라서 임신 4개월의 유산이라고 하기보다도, 3개월의 유산이라고 해야 한다고 생각한다. 이와 같이 임신 초기에 유산을 반복하고, 더구나 원인을 모르는 경우, 체질이라고 해 버리면 그 뿐이지만, 그럼 그 체질이란 어떤 것인가 어떻게 하면 치료할 수 있느냐 등 상당히 어려운 문제이다.

당뇨병이 있는 여성은 유산을 반복하는 경우가 있다. 이것을 체질이라고 해 버리면 그 뿐이지만, 이와 같이 원인이 확실한 경우는 보통은 체질이라고 하는 말은 사용하지 않는다. 전항에 서술한 자궁근종이나 경관 무력증의 경우도 마찬가지이다. 천식이라든가 두드러기가 나기 쉬운 알레르기 체질이라고 하는 것은 있지만, 그것에 해당하는 유산하기 쉬운 체질이라고 하는 것이 있는지 어떤지는 모르고, 학문적으로는 별로 그와 같은 말은 사용하고 있지 않다.

□전회 임신 때 감기에 걸려서 2개월에 유산했다. 지금 3개월 반이지만, 감기에 걸려서 조금 기침이 나온다. 그래서, 또 유산하는 것은 아닐까 걱정이다. 약은 먹지 않고 참고 있다.

감기 그 자체의 바이러스가 원인으로 유산하는 경우는 거의 없다. 따라서 감기 그 자체를 무서워하고 신경성이 되어도 의미는 없다. 또한 감기 바이러스의 감염에 의해 태아에게 선천 이상을 낳는 일도 없다.

감기로 기침이 심한 경우, 기침을 할 때마다 배에 울려서 유산을 해 버리는 것은 아닐까 라고 두려워하는 사람도 있다. 유산·조산을 하려고 하고 있는 경우에 심한 기침 발작이 일어나면, 그 때문에 유산·조산이 촉진되는 경우는 있을 지도 모른다. 그러나 그와 같은 경우는 방치해 두어도 결국은 유산·조산해 버리는 경우가 대부분이다. 정상 임신 경과를 거치고 있는 한, 기침 발작만으로 유산·조산하는 경우는 거의 없을 것이다.

기침이 심할 때는 참지 말고, 적당한 약(기침 멈춤)을 사용해서 편안해지는 방법을 생각하는 편이 득책이다. 임신중에 병에 걸렸을 때는 참고 괴로와하는 것보다도 일찌감치 약을 사용해서 증상을 가라앉히는 편이 결국은 병도 빨리 치료되고 몸도 편안해지고, 모체에 있어서나 태아에 있어서나 좋은 방법이다. 물론 약의 사용 때에는 스스로 멋대로 복용하지 말고 반드시 의사의 지시에 따르도록 할 필요는 있다.

□임신 3개월이다. 근처에서 유행 감기가 유행하고 있다. 만일 옮으면 태아가 기형이 되거나, 유산하거나 하는 일은 없는가? 유행 감기의 예방 주사는 받는 편이 좋은가?

보통의 감기와는 달리, 즉 인플루엔자는 바이러스의 병원력이 강하고 그것에 의한 증상도 격렬하고, 또 감염력도 강하기 때문에 임산부뿐만 아니라 보통 사람에게 있어서도 성가신 병이다. 유행 감기에 걸리면 전신 증상이 강하고, 격렬한 목 통증이나 기침 발작뿐만 아니라 고열, 전신의 나른함, 두통이나 요통이나 관절통, 구토나 설사 등의 증상도 가끔 강하게 나타난다.

이와 같이 심하게 전신이 침범당해서 쇠약해지면 그 때문에 유산·조산이 일어나 버리는 경우도 있다. 그러나 유산·조산이 일어나지 않았을 경우에는 유행 감기의 바이러스에 의해 태아의 기형이 일어난다고 하는 일은 없다. 그 점에서는 임신 중에 유행 감기에 걸렸다고 해도 걱정할 필요는 없다. 만일 걸렸을 경우에는 일반 경우와 마찬가지로 안정과 보온에 주의하고 적절한 약, 즉 해열제, 진통제, 기침 멈춤약 등을 이용해서 빨리 치료하도록 노력하는 것이 좋은 방법이다.

유행 감기의 유행기에 예방 접종을 하는 편이 좋으냐 어떠냐의 문제에 대해서는 우선 임신 중인 이상, 필요없으면 받지 않는 것보다 더 나은 일은 없다. 그러나 가령 받았다고 해도 유행 감기의 예방 주사는 불활화 왁찐(사균 왁찐)이기 때문에 태아에 발육 장해를 일으키거나 할 위험은 없다. 따라서 주위에 유행 감기가 유행해서 자신도 그 감염을 받을 위험이 매우 농후한 경우는 받는 편이 무난하다고도 말할 수 있다.

□임신 3개월 반이다. 양쪽 귓볼 밑이 붓고 아프다. 의사가 항아리 손님이라고 했지만, 유산이나 태아 기형 등 걱정은 없는가? 바이러스성 병이라고 들었다.

항아리 손님, 즉 유행성 이하선염은 일반적으로 아이에게 많은 병이지만, 어른이 걸리는 경우도 있다. 귀 밑이 붓고 통증을 수반해서 떠들거나 식사를 하거나 하는데 부자유스럽지만, 전신 증상은 그 정도는 아니고, 빨리 치유된다. 따라서 유행성 이하선염 때문에 유산·조산이 일어나거나 하는 경우는 거의 없다. 그 점에서는 걱정할 필요가 없다. 증상이 나타나고 있는 동안은 가능한 한 일을 피하고, 안정을 지키도록 하고 있으면 그 사이에 병도 낫는다.

유행성 이하선염의 바이러스가 태아에 감염하면 기형 등의 선천 이상이 발생할 우려가 있지 않을까 라고 걱정하는 것도 그럴 듯하다. 이 점에 관해서는 일부 학자로부터, 그와 같은 우려가 있다고 보고된 적도 있었지만, 현재는 유행성 이하선염의 바이러스에서는 이와 같은 이상은 발생하고 있지 않다고 하는 것이 전문 학자의 거의 일치한 의견이 되고 있다.

따라서 이대로 임신을 계속했다고 해도 유산이 일어날 위험은 없고, 또 태아에게 선천 이상과 같은 변화가 일어날 위험도 없기 때문에 그 점에서는 안심해도 좋다. 더구나 유행성 이하선염은 한 번 걸리면 평생 면역이 생기기 때문에 두 번 다시 이 병에 걸리는 일은 없다. 따라서 아이 때에 이 병에 걸렸으면, 그 후에는 환자를 접했다고 해도 감염을 받을 걱정은 없다.

□임신 5개월이다. 최근 대하가 늘고, 가렵기 때문에 검사를 받으니 칸디다 질염이라고 해서 질정 삽입과 연고로 치료를 하고 있다. 병원균이 자궁 속에 들어와서 유산하지 않을까?

임신 중은 흔히 대하가 늘어난다고 하지만, 다만 생리적으로 늘어날 뿐만 아니라 질의 염증이 일어나기 쉬운 상태에 있는 것도 사실이다. 토리코모나스(원충의 일종)나 칸디다(곰팡이의 일종)에 의한 질염은 일반 여성에게도 가장 흔히 볼 수 있는 것이지만 임신 중에는 특히 일어나기 쉽다.

질염을 일으킨 병원균이 자궁구부터 경관을 거쳐서 자궁 속으로 침입해 가는 경우는 별로 없다. 따라서 임신 중에 질염이 일어나도 그 때문에 자궁속에도 염증이 일어나서, 그것이 원인으로 유산하는 일은 좀체로 없다. 특히 토리코모나스나 칸디다는 임신 중에 가끔 질염을 일으키는

임신중독증과 주산기(周産期) 사망

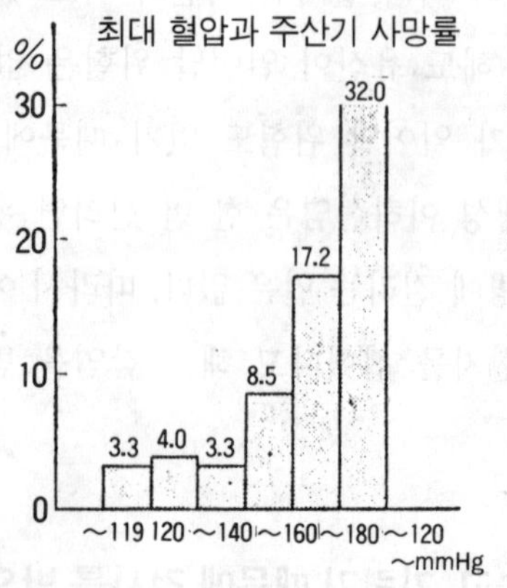

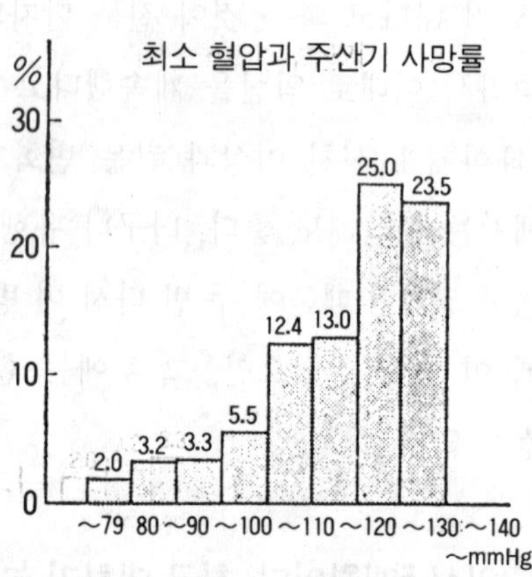

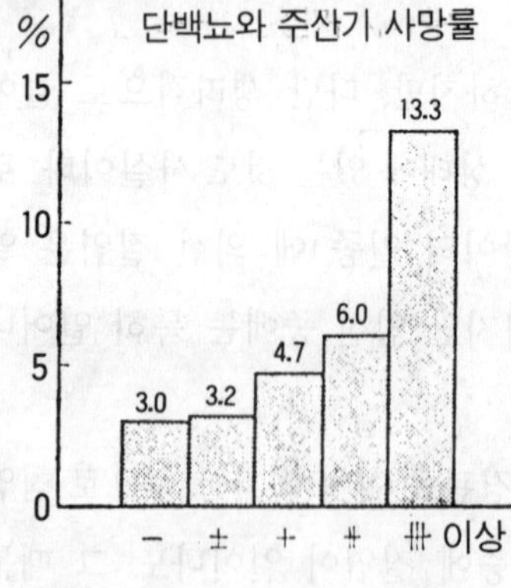

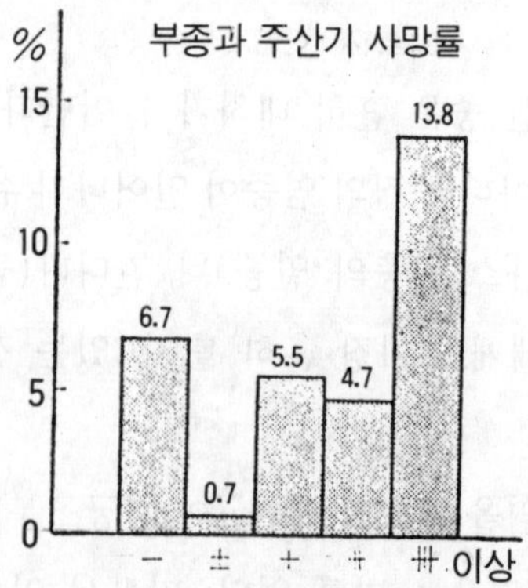

일은 있어도 그것이 자궁 속에까지 침입해 가는 일은 없다.

물론 임신 중에 이런 질염이 일어나면, 대하가 늘어나고, 외음부의 가려움증도 나타나기 때문에 치료를 할 필요는 있다. 그 때는 질좌약의 사용 등 국소 치료를 하면 증상은 호전된다. 그러나 임신 중은 재발되기 쉬우므로 반복 치료를 필요로 하는 경우가 있다.

토리코모나스나 칸디다에 대한 항생 물질의 질좌약이나 연고는 상당히 장기간 사용해도 점막이나 피부로부터 몸 속까지 흡수되는 양은 매우 적기 때문에 태아에 대한 영향을 두려워할 필요는 없다. 안심하고 사용할 수 있다. 단, 내복약은 가능한 한 사용하지 않는 편이 무난하다. 임신 중에는 질좌약만으로 치료하는 것이 원칙이라고 생각해 두면 좋을 것이다.

□전회의 임신 때, 임신 중독증으로 9개월말에 미숙아를 조산했지만, 다행히 아이는 살아났다. 또 아이를 한 명 갖고 싶지만, 같은 일이 반복되지 않을까 걱정이다.

임신 중독증이 유산·조산, 사산 혹은 미숙아 출생, 신생아 사망 등의 중요한 원인이 되는 것은 분명하다. 그런 의미에서도 임신 중독증을 예방하고 조기에 발견해서 치료하는 것이 얼마나 중요한지를 알 수 있다. 임신 중독증은 모체의 건강과 태아의 생명 모두를, 현저하게 장해할 가능성이 있는 가장 위험한 병의 하나이다.

임신 중독증의 이야기를 하면 한이 없기 때문에 여기에서는 임신 중독증의 증상이 어떻게 태아나 신생아의 생명에 위험을 주고 있는지를 서술한다. 소위 임신 중독증은 정확히 말하자면, 후기 임신 중독증이라고 한다. 임신 악저(입덧의 정도가 심한 것)가 전기 임신 중독증이다. 이 후기 임신 중독증의 주요 3가지의 증상은 고혈압, 단백뇨, 부종이다. 이 증상의 하나 하나와 태아의 생명과 어떤 관계가 있는지를 Y병원에서 조사하였다.

태아나 신생아의 운명을 조사하는 가장 좋은 방법으로서 세계적으로 널리 사용되고 있는 것이 주산기(周産期) 사망이라고 하는 것이다. 이 주산기 사망이란 임신 8개월 이후에 사산한 것과 생후 1주일 이내에 사망한 신생아의 수를 합계한 것을 말한다. 바꿔 말하자면, 조산 및 만기 출산한 아이 중 사망한 아이의 합계이다.

다음의 그림에서 우선 고혈압에 대해 본다. 최대 혈압과 주산기 사망률과의 관계를 본 것으로 160 이하에서는 별로 차이가 없지만, 160 이상이 되면 급격히 상승해서, 200 이상에서는 무려 32.0%에까지 달한다. 또한 최소 혈압쪽을 보면 110 이하는 그 정도의 증가는 볼 수 없지만, 110을 넘으면 급격히 상승하고, 130 이상에서 25.0%에 이른다.

다음에 단백뇨와의 관계를 보면 (−)까지의 주산기 사망률은 그다지 현저하지 않지만, (−)가 되면 그때까지의 배 이상으로 급증해서 13.3%에 이르고 있다. 부종과의 관계를 보면 (−)까지는 거의 차이가 없지만, (−)가 되면 그때까지의 2~3배로 늘고, 그 주산기 사망률은 13.8%에 이른다. 이와 같이 살펴보면, 임신 중독증의 3가지 주증상 모두 태아, 신생아의 예후에 중대한 장해를 주는 사실을 알 수 있지만, 그 중에서도 특히 고혈압이 가장 위험한 인자라는 사실을 알 수 있다.

가끔 후기 임신 중독증은 문자대로 보통 임신 후반기, 특히 말기가 되면 될수록 발현하기 쉬운 것으로 상당히 중증이 아닌 한 임신 전반기에 나타나는 경우는 드물다. 따라서 이것에 의해 임신의 비교적 빠른 시기에 유산하는 경우는 그다지 없다. 역시 조산이나 사산 쪽이 문제가 된다.

최근 한국의 임신 중독증의 발생수는 이전보다 현저하게 감소했다. 이것은 단지 의학의 진보뿐만 아니라, 모자 보건에 직접 관여하는 의사·조산원·보건원의 활동과 그것을 지도하고 원조하는 보건 사회부, 시구읍면의 담당원의 노력, 또는 일반 임산부의 정기 검진에 의한 것이라고 일컬어지고 있다.

앞으로도 임신 중독증에 대해 관심을 갖고, 현재보다도 더 임신 중독증의 예방에 힘을 기울일 필요가 있다.

□임신 3개월이다. 반 년 전부터 가끔 우측 하복부가 아파와서 맹장염일지도 모른다고 한다. 만일 임신 중에 수술을 해야 한다고 해도 유산의 걱정은 없는가?

임신 중에 꼭 수술을 필요로 하는 상태가 되었을 경우, 수술을 해도 태아에게 영향이 없는지 어떤지가 걱정이 된다. 이 경우, 수술 그 자체의 스트레스에 의한 유산의 우려와 수술 때에 사용하는 마취약, 진통제, 항생물질 등의 약에 의한 태아에 대한 영향이 문제가 될 것이다.

수술에 의한 스트레스로서는 역시 수술의 규모가 문제가 된다고 생각한다. 암 수술은 장소를 불문하고 크기 때문에 임신의 지속에 대해 안전하다고는 말할 수 없다. 그러나 이와 같은 악성 종양 때에는 임신하고 있는 사실 자체가 병 쪽에도 나쁜 영향을 미치는 경우가 많기 때문에 임신 계속은 포기하고 인공 중절을 해야 한다.

암 수술뿐만 아니라 소화기나 비뇨기 등의 대수술의 경우는 역시 마찬가지로 생각하는 편이 좋다. 그러나 이 질문과 같은 급성 충수염의 경우는 또 별개이다. 수술을 한다고 해도 간단하고 스트레스도 적기 때문에 임신 중이라도 수술이 필요하다면 어느 시기에나 실시할 수 있다. 임신 중에 실시하는 난소낭종의 수술도 마찬가지로 생각해도 별 지장 없다. 이 정도 규모의 수술이라면 임신의 지속에는 영향이 없다. 자궁근종의 합병은 약간 조건이 다르지만, 최근에는 임신 중이라도 적극적으로 수술을 하는 경우가 많아졌다.

단, 이 질문의 경우, 정말로 수술을 필요로 하는 급성 충수염이 있는지 어떤지는 또 별개 문제이다.(맹장염이라고 하는 표현은 의학적으로는 올바르지 않다) 전부터 가끔 아프다고 하는 상태는 적어도 수술 적응이 되는 충수염이 있다고는 생각할 수 없다.

더구나 수술 때에 이용하는 마취제는 태아 발육에는 영향 없다고 생각된다. 수술 전후에 이용하는 여러 가지의 약은 의사가 임산부나 태아에게 장해를 주지 않는 것을 선택해서 사용하기 때문에 그것에 의한 영향은 없다고 생각해도 별 지장이 없다.

□임신 8개월이다. 오른쪽 넓적다리 죽지(서경부)가 부어서 서 있으면 아프다. 헤르니아(탈장)의 의심이 있어, 곧 수술하는 편이 좋다고 했는데 조산의 걱정은 없는가?

임신 중이라도 서경 헤르니아의 수술 정도에서는, 유산이나 조산의 우려를 걱정할 필요는 없다. 그 점에서는 두려워할 필요가 없다. 정말로 헤르니아라면, 그곳에 장이 끼어서 감돈(嵌頓)을 일으키면, 장의 통과 장해가 일어나기 때문에 빨리 수술을 할 필요가 있다. 단, 임신 중 장관은 커진 자궁 때문에 밀려 올라가서 서경 헤르니아를 일으키는 경우는 거의 없다.

임신 중, 특히 임신 후반기에는 때로 정맥류에 의해 서경부가 붓는 경우가 있다. 정맥류라면 제거할 필요는 없다. 분만 후에는 자연히 소실해 버리기 때문이다. 또한 임신 중에 복부 수술을 받으면 수술 후도 자궁이 자꾸 자꾸 커져서 속에서 눌리기 때문에 아무래도 상처가 커지거나 켈로이드상이 되어 눈에 두드러지거나 한다. 그런 의미에서도 임신 중에 불필요한 수술은 피하는 편이 현명하다.

□이전에 X선 검사를 받았더니 쌍각 자궁이라고 했다. 이번에 처음 임신했는데 유산의 우려는 없는가? 쌍각 자궁은 기형의 하나라고 하는데.

쌍각 자궁은 자궁 기형의 하나이지만, 그 중에서는 정도가 무거운 편은 아니다. 원래 자궁은 태아의 초기에 좌우 두 개 생긴 것이 발생 과정에서 양쪽이 합쳐져서 하나의 자궁으로 발육한다. 그 발육 도중에서 좌우 양쪽이 제대로 달라붙지 않으면, 여러 가지 기형을 만든다. 전혀 달라붙지 않는 경우는 자궁이 좌우로 나눠져서 두 개가 생겨 버린다. 이것을 중복 자궁이라고 한다.

이 경우에는 자궁 뿐만 아니라, 질도 완전히 두 개로 나눠져 있는 경우도 드문 일은 아니다. 질구는 하나라도, 그 바로 안쪽에서 질중격에 의해 질이 좌우로 나누어져 있는 모양으로 되어 있다.(중복질) 이 중복 자궁조차도 반드시 불임증이 된다고는 할 수 없고 사실 잘 임신한다. 따라서, 그보다 정도가 가벼운 쌍각 자궁은 임신율이 더욱 높다. 그리고 이와 같은 자궁 형태의 이상이라도 유산·조산의 이상 증상 없이 무사히 순산하는 경우도 드물지 않다. 따라서 자궁의 기형이라고 해서 곧 불임증이나 유

116

산 · 조산으로 결부시킬 필요는 없다.

단, 자궁의 형태가 변하고 있기 때문에 골반위(역아)가 되거나, 분만시에 경관의 확대가 나빠서 난산이 되고, 그 때문에 제왕 절개를 하는 경우가 있다. 이 케이스의 경우라도 단, 쌍각 자궁이라고 해서 곧 유산을 두려워할 필요는 없다. 그러나 정상 자궁의 경우보다 유산에 주의하고 조금이라도 증상이 나타나면, 일찌감치 병원에 간다고 하는 마음 가짐은 중요하다.

□28세, 첫임신으로 임신 3개월 반이다. 자궁 위쪽에 귤 크기의 근종이 있어, 의사가 수술을 해서 제거하는 편이 좋다고 했다. 수술을 하지 않으면 유산되는가?

임신 자궁에 근종이 합병하고 있는 경우, 역시 가장 문제가 되는 것은 유산의 원인이 된다. 근종은 딱딱하고 자라지 않기 때문에 임신 경과에 따라서 자궁이 커질 때, 방해가 될 뿐만 아니라 유산을 일으키는 원인이 된다. 또한 만일 자궁강 쪽으로 튀어나와 있으면 태아의 발육을 장해하는 경우도 있다. 임신 3개월 반에 이미 귤 크기의 근종이라고 하는 것은 역시 상당히 큰 근종이라고 할 수 있다. 단, 근종은 생겨 있는 장소에 따라서 상당히 커도 장해가 없는 경우도 있지만, 작아도 유산 등의 원인이 되는 경우도 있기 때문에 크기만으로 곧 수술이 필요하다든가 불필요하다든가 말할 수는 없다.

또한 임신의 계속이나 태아의 발육에는 방해를 하지 않아도 출산 때 태아가 산도를 통과할 때에 방해를 할 우려가 있는 것은 역시 일찌감치 수술을 하는 편이 좋다고 한다.

의사가 제거하는 편이 좋다고 한다면 역시 수술하는 편이 좋다고 생각한다. 물론 임신을 그대로 계속해 가는 것이 전제이다. 수술은 유산하기 쉬운 시기를 피하기 위해 보통 임신 4개월에 들어서고 나서 실시한다. 그러나 자궁이 상당히 커지고 나서 실시하면, 수술의 상처 자리가 커질 뿐만 아니라 오히려 하기 어려워지므로 너무 늦어지지 않는 시기에 할 필요가 있다.

더구나 근종의 적출 수술을 받고, 다행히 임신 말기까지 순조롭게 경과했을 때, 분만은 자연에 맡기느냐 제왕절개를 선택하느냐, 의사 판단에 따른다. 보통으로 정상 분만하는 것이 가능한 경우도 흔히 있다.

□임신 3개월에 유산, 자궁근종이 있기 때문에 유산했을 것이라고 했다. 3개월 후에 다른 병원에서 진찰받으니, 근종은 없다고 해서 망설이고 있다. 아이는 꼭 갖고 싶은데.

자궁근종이 생기는 원인은 잘 모르지만, 난포 호르몬의 영향에 의해 커진다고 한다. 이 호르몬의 분비가 적은 20세전이나, 폐경 이후에 근종을 거의 볼 수 없는 것도 그 때문이다. 임신하면, 이 난포 호르몬의 분비가 많아지기 때문에 그때까지는 작아서 깨달을 수 없었던 근종이, 급속히 커지는 경우가 있다.

그런데 유산하거나 분만해서 임신에서 벗어나면, 난포 호르몬이 감소하기 때문에 근종이 원래와 같이 작아져 버리는 경우와 그대로의 크기로 남아 버리는 경우가 있다. 전자의 경우에는 1,2개월 지나고 나서 다시 한 번 진찰해도 더 이상 모르는 경우가 있다.

이 예의 경우에도 작은 근종이 임신에 의해 갑자기 증대하고, 유산

후에 다시 원래의 크기로 되돌아와서 모르게 된 것이라고 생각된다. 이런 경우에는 나중에 진찰해도, 또 X선 검사를 해도 도저히 모르는 경우가 흔히 있다. 그리고 다음에 임신하면 또 커져서 유산의 원인이 된다고 한다. 현재 그 존재를 모르면, 다음의 임신 전에 미리 수술해서 제거할 수도 없다. 또한 그 정도의 근종이라면 정말로 유산의 원인이었는지 어떤지도 단정하기 어렵다.

일단 기초 체온을 재면서, 다시 한 번 임신을 시도하고 상황을 보는 것도 하나의 방법이라고 생각한다.

□지난 번 임신 때, 의사로부터 탁구공 크기의 근종이 자궁 전면(前面)에 있다고 들었으나 그대로 출산하였고 그 후에도 자각 증상은 없다. 다시 임신을 했는데 제거할 필요는 없는가?

자궁 근종이 있어도 분만 후 아무 자각증상이 없었다고 하는 것은 생겨 있는 장소가 자궁 바깥쪽이기 때문에 월경시의 장해가 되지 않았을 것이라고 생각한다. 또한 그 때문에 전회의 임신이나 분만에 대해서도 특히 영향을 주고 있지 않았다.

이번에 임신 3개월이 되어, 현재까지 아무런 유산과 같은 증상이 없고, 더구나 근종의 크기도 이전에 비해 거의 커져 있지 않다면, 수술을 하지 않고 이대로 놓아 두어도 유산·조산의 원인이 되거나, 분만시에 장해를 주거나 하는 일은 없다고 생각한다.

이와 같은 예의 경우는 당분간 수술은 하지 않고 상황을 보기로 하고, 분만이 끝난 후, 이후에 과다 월경이나 생리통 등의 증상이 나타났을 때에 수술을 생각하면 된다.

□임신했기 때문에 진찰을 받은 결과, 자궁 후굴이라고 한다. 어머니로부터 자궁 후굴은 유산하기 쉽다고 들었기 때문에 걱정이 된다.

이전에는 '자궁 후굴증'이라고 하는 이름으로 하나의 병으로서 취급되어 자궁 후굴이 있는 여성에 대해서는 그것을 치료하도록 적극적으로 수술이 이루어졌다. 자궁 후굴이 있으면 월경 곤란증, 불임증, 유산·조산, 요통 등의 원인이 된다고 일컬어졌다. 따라서, 예를 들면 요통을 호소하는 여성이 산부인과를 찾아서 마침 자궁 후굴이 발견될 경우, 요통의 원인이 자궁 후굴에 의한 것이라고 생각되어 그것을 치료하는 수술을 하도록 의사로부터 권유받고, 환자 쪽도 자궁 후굴이라고 들으면, 그것을 치료하는 것이 당연하다고 하는 것이 상식이었다.

그러나 자궁 후굴을 전굴로 치료해도 요통은 반드시 치료되지 않는 점, 또 자궁 후굴이라도 아무런 고통이나 이상이 없는 사람도 많은 점에서, 요통과 자궁 후굴과의 관계에 대해서 의문이 생기게 되어, 최근에는 자궁 후굴을 치료해도, 요통에는 의미가 없음을 알고, 그 때문에 요통 치료에 후굴을 치료하는 수술은 이용되지 않게 되었다.

이와 같은 사실은, 불임증이나 유산에 대해서도 말할 수 있다. 자궁 전굴의 사람에 비해, 자궁 후굴의 사람은 불임이 되기 쉬운지 어떤지, 혹은 임신한 후 유산을 일으키기 쉬우냐 라고 하는 점을 조사해 봐도, 그와 같은 경향은 볼 수 없다. 예를 들어 자궁 후굴의 사람이 임신해서 자궁이 차츰 커지면, 임신 3개월 말부터 4개월에 들어갈 무렵이 되어, 자연히 전굴의 자세로 바뀐다. 그리고 보통은 아무 이상도 없이 분만에 이르고, 산욕기에 자궁이 원래 크기로 되돌아 오면, 다시 처음의 후굴 자세로 되돌아 온다.

120

이와 같이, 불임증이나 유산과도 거의 관계가 없음을 앎에 따라서, 자궁 후굴에 대한 수술이 의미가 없음이 확실해져서, 최근에는 마침내 자궁 후굴을 정복(整復)하는 수술은 거의 완전히 모습을 감추어 버렸다. 원래 자궁은 전굴이나 후굴의 상태로 되어 있다. 물론 그 중간 형태도 있지만, 후굴의 사람도 10~20% 정도 볼 수 있고, 더구나 아무 이상도 보이고 있지 않는 사람이 대부분이다. 자궁이 앞으로 기울어져 있든, 뒤로 구부러 져 있든, 그것 자체는 아무 이상과도 관계가 없다.

이와 같이 '자궁 후굴증'이라고 하는 병으로 진단받는 경우는 점점 없어 져서, 지금으로부터 15년 정도 전부터 자궁 후굴의 정복 수술은 차츰 이루어지지 않게 되고, 10년 정도 전에는 거의 모습을 감추어 버렸다. 따라서 현재 자궁 후굴 수술을 받았다고 하는 사람이 있으면, 거의 40 대, 혹은 그 이상의 사람이다. 그 이하 연대의 사람으로, 과거에 그와 같은 수술을 받은 경험이 있는 사람은 거의 볼 수 없다.

그러나 자궁 후굴이라고 하면 여러 가지 부인병의 원인이라고 생각된 시대가 있었기 때문에, 지금도 자궁 후굴이 있으면 여러 가지 부적합을 낳는 것이 아닐까 라고 생각하고 있는 사람이 많이 있다. 그 대부분은 어머니 등의 연장자로부터, 이것 저것 지식을 주입당한 사람인 것 같다.

유착성 자궁 후굴증이라고 하는 것이 있다. 이것은 자궁이 뒤에 있는 직장과 유착해서, 후굴 상태대로 거의 고정해 있는 상태이다. 이와 같은 경우는 불임증이 되는 경우가 많기 때문에, 자궁 후굴과 불임증이 관계 있는 듯이 보이지만, 실제로는 유착했기 때문에 불임증이 된 것으로, 불임 의 원인은 유착을 만든 염증 때문으로, 후굴 때문은 아니다. 이와 같은 경우에 불임을 치료하기 위한 수술을 하고 동시에 유착을 떼거나 후굴을 전굴로 치료하는 수술을 할 필요는 있다.

어쨌든 임신한 이상은 자궁 후굴에는 병적인 의미는 없고, 보통 경우와 완전히 다르지 않다고 생각해도 별지장이 없다.

□결혼한 후, 곧 임신하였다. 검진 결과 매독 반응이 양성으로 밝혀져 중절하였다. 매독은 아이에게 옮고, 유산 · 조산이 되는 경우가 많다고 들었기 때문에, 앞으로 아이를 가질 수 있을지 걱정이다.

임신 검진 때의 매독 검사가 양성 반응을 보이면, 이제 튼튼한 아이는 낳을 수 없는 것이 아닐까 라고 생각하는 사람이 흔히 있다.

매독 혈청 반응은 가령 양성으로 나와도, 단 1회의 검사로 곧 걱정이 있다든가 없다든가 하는 결론을 내서는 안 된다. 그것은 매독에 걸려 있지 않아도, 그때의 몸 상태에 따라서, 때로 양성 반응을 보이는 경우가 있기 때문이다. 예를 들면 종두를 받은 후나 유행 감기 등의 바이러스성 질환에 걸린 후에 그렇게 되는 경우가 있다. 임신 중에도 실제로는 음성이면서 임신했다고 하는 이유로 양성 반응을 보이는 경우가 있다. 이와 같이 잘못해서 양성 반응을 보이는 것을, 생물학적 위양성 반응이라고 한다.

최근에 새로운 매독 혈청 반응 검사법이 개발되어, 이와 같은 위양성 반응을 구분할 수 있게 되었다. 그 방법은 여러 가지가 있지만, TPHA, FTA 등이 흔히 이용되고 있다. 매독 검사의 결과가 양성이라고 해도 만일 이와 같은 특수 검사를 하고 있지 않으면, 반드시 이것을 조사해서 정말로 양성인지 어떤지를 확인할 필요가 있다.

만일 정말로 양성이라고 해도, 임신중에 잘 치료하면, 유산 · 조산하거나 선천 매독의 아기가 태어나는 일은 거의 없다. 최근의 항생 물질의 발달에 의해, 매독도 매우 잘 치료할 수 있게 되었다. 따라서 이 예의 경우도 중절은 해서는 안 되었다. 그러나 중절한 이상은 다시 한 번 잘 검사해서 확실히 치료를 요하는 것이라면 충분히 치료하고 그 후에 다음 임신을 계획하면 좋다고 생각한다.

□임신 3개월인데, 매독 반응이 양성이라고 한다. 감염될 만한 기회는 없었고, 남편은 음성이다. 아이를 꼭 갖고 싶은데, 매독 치료를 받아야 할까?

매독 검사를 여러 가지 방법으로 조사해서 확실히 양성임에는 틀림이 없으나, 더구나 부부 모두 지금까지 매독에 감염될 만한 기회가 절대로 없었다고 단언할 수 있다면, 이것은 선천 매독에 의한 것이라고 생각하지 않을 수 없다. 선천성으로 매독에 감염돼서 태어났지만, 증상이 전혀 나타나지 않았던 것이라고 생각된다.

선천 매독인 어머니로부터 또 선천 매독의 아이가 태어나는 일은 없다고 하는 것이 정설이다. 즉, 매독은 아이에게 감염되는 일은 있어도, 손자 대까지 옮기는 일은 없다. 이것은 매독균의 전염력이 약해져 가는 점에 기인한다. 따라서 이 예의 경우에는 아이에게 전염될 우려는 거의 없다. 안심하고 임신을 계속해서 분만하면 된다.

단, 그렇다고 아무 것도 하지 않아도 되느냐 하면, 또 별개 문제이다. 우선 매독 혈청 반응의 정량 검사를 받고, 어느 정도로 반응이 강하게 나타나는지를 조사해 볼 필요가 있다. 그리고 그 결과가 매우 약한 반응이라면, 치료의 필요는 없다. 그러나 어느 정도 이상으로 강한 반응을 보일 때는 일단 치료를 해 두는 편이 무난하다. 이 치료는 물론 임신 중에 하면 된다. 현재 페니실린계의 약제가 주로 사용되고 있지만, 페니실린 알레르기가 아닌 한 부작용이 없는 약으로, 더구나 태아 발육에도 아무런 장해를 주지 않기 때문에, 매우 좋은 약이다. 만일 페니실린을 사용할 수 없다고 해도, 그외 여러 가지 훌륭한 약이 있다.

빨리 균의 강도를 조사하는 검사를 받고, 치료가 필요한지 어떤지를 결정하는 것이 중요하다.

□선천 매독을 갖고 있다. 2회 임신해서, 2회 모두 3개월 정도에 유산했다. 결혼하기 전에 치료를 받고 이제 괜찮다고 했는데, 유산은 역시 매독때문일까?

매독이 태아에 감염되는 것은 태반이 완성된 후, 매독의 병원체(트레포네마)가 태반을 통해 태아에 이행한다고 일컬어지고 있다. 소위 태내 감염이다. 따라서 어머니의 매독이 아이에게 이행하는 것은 태반이 완성되는 임신 4개월 이후라고 생각되고 있다. 임산부가 매독 반응 양성의 경우는 임신 초기 중에 치료를 받는 것이 중요하다고 하는 것도 그 때문이다.

따라서 이 예와 같이 임신 초기 중에 유산하는 경우는 매독에 의한 것이라고는 생각할 수 없다. 특히 선천 매독은 이미 그 아이에게는 전염되기 어려운 점, 또 이미 매독 치료를 받고 있는 점 등을 생각하면 원인은 다른 곳에 있다고 생각된다.

□임신 6개월이다. 남편이 최근 해외 출장을 다녀와서 매독을 옮겨온 것 같다. 태아에게 감염되어 유산 · 조산할 우려가 있지 않을까 걱정이 된다.

매독의 감염력이라고 하는 것은 옮은 시기가 가까울수록 타인에게 옮기는 힘도 강하다. 만일 남편이 매독에 감염되어 왔다고 한다면, 당신에게도 옮을 위험이 클 뿐만 아니라, 그대로 놓아 두면 태아에게도 매독균이 이행해서 선천 매독아를 낳을 가능성이 있다.

감염의 의심이 있을 때는 부부 모두 매독 감염의 유무를 확인하기 위해서 검사를 빨리 받지만, 이 검사 방법이 매독 혈청 반응(바세르만 반응)에 의한 것이라도, 그것이 (＋)로 나왔다면(임신중은 감염되지 않아도 (＋)로 나오는 경우가 있다) 즉시 치료를 시작해야 한다. 매독 혈청 반응보다 한층 더 정밀한 검사가 가능한, TPHA, FTA 등의 특수한 검사는 매독 제1기에서는 양성으로 나오지 않기 때문에 이 시기의 진단에도 도움이 안 된다.

매독은 감염 후 빠를 때는 1주일, 평균 3주일 정도에 외음부나 질벽 등에 쌀알 크기의 단단한 구진(丘疹)이 한 개 생기는데 때로는 늦는 경우도 있다는 점을 알고, 일찌감치 적절한 처치를 하면, 가령 감염됐다고 해도 완전히 치료할 수 있다. 또한 태아에 대한 감염을 예방할 수도 있다.

□톡소플라즈마가 유산에 관계가 있다고 하는데, 어떻게 관계가 있는가?

톡소플라즈마란, 원충(原虫)이라고 불리는 미생물의 일종이다. 흔히 질염을 일으키는 원인이 되는 토리코모나스도 원충의 일종이기 때문에 그 동류라고 한다.

임신중에 토리코모나스 질염은 흔히 일어나지만 토리코모나스균은 질내에서 번식할 뿐, 자궁 속에 침입하거나, 태아 발육에 장해를 주는 일은 없다. 이것에 대해, 임산부가 톡소플라즈마에 감염되면, 유산·조산, 미숙아의 원인이 되거나, 선천성 톡소플라즈마증의 아이가 태어나는 경우가 있다고 한다. 그러나 톡소플라즈마가, 임신 출산이나 태아에 어느 정도로 영향을 주고 있느냐는 아직 모르는 점이 많다.

톡소플라즈마는 개, 고양이, 돼지, 새 등의 가축이나 애완 동물에 널리 기생하고 있다. 날고기, 특히 돼지에 붙어 있는 경우가 많아, 이런 고기를 불에 잘 굽지 않고 먹거나, 애완 동물을 기를 경우, 톡소플라즈마에 감염된다고 한다. 그리고 만일 임산부가 감염되면, 톡소플라즈마는 태반을 통과해서 태아에 이행하여 여러 가지의 장해를 준다고 생각된다.

□톡소플라즈마에 감염되어 있는지 조사하기 위해서는 어떻게 하면 좋은가?

현재 톡소플라즈마에 감염되어 있는지를 조사하는 방법으로서는 혈청 반응 검사가 널리 이용되고 있다. 이 검사는 어느 병원이나 의원에서 검사 받을 수 있다. 검사 방법은 매독 검사를 받듯이 피검사로부터 채혈을 해서, 그 혈액을 검사소에 보내어 톡소플라즈마에 대한 항체가 어느 정도인지를 본다. 즉, 톡소플라즈마균을 직접 조사하는 것이 아니라 면역 항체가 어느 정도로 올라가 있는지를 조사하는 방법이다.

이렇게 해서 성인의 톡소플라즈마 혈액 검사를 해 보면 상당히 고율로 양성 반응을 보이는 사람이 있다고 한다. 단, 혈청 반응이 양성이라고 해도 현재 그 사람들의 몸 속에서 활발히 균이 번식하고 있는 것은 아니다. 그 대부분은 과거에 톡소플라즈마의 감염을 받아 항체가 있지만, 현재는 특히 균의 활동은 볼 수 없는 사람들이다.

□톡소플라즈마에 감염되면, 유산하거나 기형아가 태어난다고 들었는데 정말인가?

유산이나 조산의 원인 중 하나에 톡소플라즈마가 관계하고 있다고 하는데, 그 실태에 대해서는 그다지 잘 모르고 있다. 일부 학자는, 톡소플라즈마에 의한 유산·조산의 유발이 있다고 하지만, 그만큼 확실한 연구는 아직 없다. 오히려 반대로 톡소플라즈마는 유산·조산에는 거의 관계없는 것이 아닐까 라고 하는 보고도 있다. 그것은 임산부의 혈액 검사를 전원으로 실시해 보아도, 양성자와 음성자에서 특히 유산·조산의 발생률에 차이를 볼 수 없다고 하는 조사가 있기 때문이다.

그럼 선천성 톡소플라즈마증의 발생은 어떠냐 하면, 이 점도 아직 모르는 점이 많다. 선천성 톡소플라즈마증이란 출생 때부터 이 균에 감염되고 있기 때문에, 당연히 어머니가 임신중에 태아에게 전염한 것이다. 증상으로서는 수두증(뇌수종), 경련 발작, 뇌의 변화, 정신 운동 발달 장해 등의 뇌나 신경 이상이나 간장 장해, 빈혈, 림프절 종장 등이 일어난다. 그러나 이 병은 매우 드문 것이기 때문에, 실제 문제로서 어느 정도까지 톡소플라즈마가 장해를 미치고 있는지, 아직 확실치 않은 것이 실정이다.

□임신했다. 개와 작은 새를 기르고 있는데, 이대로 계속 길러서는 안 될까?

톡소플라즈마가 태아에 어느 정도 장해를 미치고 있는지, 실제로는 아직 확실치 않는데, 톡소플라즈마는 필요 이상으로 무서운 것이라고 생각되고 있는 경우가 많은 듯하다. 그것은 특히 최근 주간지 등에 이 문제가 다루어져서, 애완 동물을 기르는 임산부로부터 유산이 일어나거나, 기형아가 태어나는 경우가 흔히 있는 듯이 씌어 있기 때문이다. 그 때문에 집에서 개나 고양이, 작은 새를 기르고 있는 임산부는 신경성이 되는 사람이 많은 듯하다. 개나 고양이를 다른 곳에 맡기거나, 작은 새를 기르는 것을 그만둬 버리는 사람도 있는 듯하다. 그러나 그렇게 하는 것이 얼마나 의미가 있는가에 대해서는 상당한 의문이 있다. 적어도 이전에 소란스러웠던 만큼의 의미는 거의 없다.

단, 원인 불명의 유산·조산이나, 수두증아의 출산 등이 있었을 경우에, 다음의 임신 출산에 대비해서 정밀 검사의 하나로서 혈액 검사를 받는 것은 의미가 있을 것이다. 그리고 음성이면 관계 없다고 생각해도 좋고, 양성이면 그 반응의 강도에 따라서, 처치를 생각한다. 즉, 상당히 강양성을 보였을 경우에는 현재 톡소플라즈마가 몸속에 남아 있다고 생각하고 항생 물질의 투여를 받는다. 설파제나 아세틸스필라마이신 등이 유효하다고 한다.

이 약들은 임신중에 투여하는 경우도 있다. 즉 임신중에 검사를 받고 강양성을 보이거나, 처음에는 음성 내지 약양성이었던 것이 임신 경과 중에 양성화하거나 강양성으로 변하거나 했을 경우에 약을 사용하는 편이 좋다는 의견도 있다. 앞에도 서술했듯이 반응이 양성이라고 해서, 곧 약을 복용하는 것은 별 의미가 없지만, 유산·조산이나 선천 이상 등의 기왕이 있는 경우에는 일단 치료를 받아 두는 것이 무난할 것이다.

어쨌든 유산, 조산, 선천 이상의 전체에서 보면 톡소플라즈마가 원인이 되는 경우는 매우 적다. 전혀 무해하다고는 말할 수 없지만, 애완 동물과 유산을 곧 결부시키는 것은 거의 의미가 없다고 해도 좋을 것이다.

□**첫임신으로 현재 4개월이다. 갑자기 친정 아버지가 돌아가셔서 정신적으로 큰 쇼크를 받았다. 첫 7일을 끝내고, 겨우 원래의 생활로 돌아왔지만 유산하지 않을까 걱정이다.**

정신적 쇼크가 유산 원인의 하나가 된다고 하는 사실은 이전부터 일컬어지고 있고, 또 산과학의 서적에도 그렇게 씌어 있다. 그러나 실제로 이와 같은 스트레스가 어느 정도까지 유산에 영향을 끼치는가에 대해서는 확실한 사실은 모르고 있다. 정신적인 스트레스의 크기가 어느 정도였는지, 학문적으로도 정확히 측정할 방법이 없기 때문에 스트레스의 강도와 유산의 관계를 조사하기가 어렵다.

가족의 불행은 그 사람에게 있어서 보면 매우 큰 정신적 쇼크이지만, 실제 문제로서 그런 일 때문에 유산·조산을 했다고 하는 이야기는 거의 들은 적이 없다.

정신적 쇼크라고 해도, 가족의 불행 등으로부터 받는 스트레스라고 하는 것은 일반적으로 일시적인 것이리라. 그 경우 그 순간에 돌발적인 일이라도 일어나지 않는 한, 그 후 잠시 지나고 나서 쇼크의 영향이 나타나는 경우는 없다. 따라서 정신적 쇼크로 유산이 일어난다고 하면 곧 그 자리에서 일어날 것이고, 2일이나 3일이나 지나고 나서, 나중에 그 영향이 나타난다고 하는 일은 없다.

연속적인 정신적 스트레스가 원인이 되어 일어나는 병은 여러 가지 있다. 위궤양도 그 하나이다. 임신중이라도 이와 같은 연속적인 정신적 스트레스가 가해지는 것은 일상 생활상에서도, 정신적인 면에서도 절대 바람직한 일은 아니지만, 그것이 직접적으로 유산이나 조산으로 이어지는지 어떤지는 어려운 문제이다.

예를 들면 이와 같은 스트레스의 누적으로 인해 영양 상태가 나빠져서 전신의 건강 상태가 극도로 저하되는 일이 있으면, 그런 일도 일어날 수 있을 것이다. 단, 실제 문제로서 그와 같은 경우는 매우 드문 일이다. 예를 들어 이혼녀가 임신했을 경우, 출산까지 여러 가지 고민이 많다고 생각되지만, 그렇다고해서 유산·조산이 일어나기 쉽다고 할 수는 없다. 정신적인 쇼크보다 오히려 유산에 대해 이것 저것 걱정하지 않는 편이 좋다고도 말할 수 있다.

□임신 중에는 태교를 하라고 하는데, 만일 반대로, 예를 들어 자극이 강한 텔레비전 드라마를 보거나 록이나 재즈 등을 듣거나 하면 태아에게 악영향이 있는가?

임산부가 보거나 듣거나 이야기하는 것의 내용이 올바르면 태아에게 좋은 영향이, 나쁘면 악영향이 미친다고 하는 것이 태교의 사고 방식이다. 그러나 그와 같은 일이 과학적으로 있을 수 없음은 확실하다. 태교라고 하는 것은 원래 미신으로 임산부의 정신면이 그대로 태아의 발육에 영향을 미치는 일은 없다.

물론 임신 중에 규칙 바른 생활을 하고, 불필요한 격렬한 스트레스를 피하는 것보다 더 좋은 일은 없다. 그러나 그것은 임산부 뿐만 아니라, 누구에 대해서나 마찬가지이다. 오히려 임신 중에 그런 점에 너무 신경성이 되는 경우쪽이 생활면에서 마이너스가 크다고 해야 할 것이다.

□임신했기 때문에 검진하러 가니, 혈압이 높아서 임신 중독증이 될 우려가 있으므로 주의하라고 한다. 이전, 임신 3개월에 유산한 것도 그 탓일까?

젊은 연대 중에서 혈압이 높고, 그 외에는 이상을 볼 수 없는 것을 본태성(本態性) 고혈압이라고 한다. 이것은 유전적인 경향이 있기 때문에 본태성 고혈압인 사람은 양친이나 형제에게도 그와 같은 사람을 흔히 볼 수 있다. 임신 중독증의 3가지 주증상 중에 고혈압이 들어 있다. 따라서 평소부터 고혈압인 사람이 임신하면 임신 초기부터 임신 중독증이라고 하게 된다.

평소는 몸에 아무데도 이상이 없는 사람이 임신해서 그 후에 임신 중독증을 발증한 경우를 순형(純型) 임신 중독증이라고 하며, 평소부터 고혈압이나 만성 신염 등이 있고 그대로 임신한 경우를 혼합(混合) 임신 중독증이라고 한다. 혼합 중독증의 사람은 평소부터 건강 상태가 이상하기 때문에 그만큼 불리하다.

임신 중독증의 경우에는 모체의 장해 뿐만 아니라 태아에 여러 가지 발육 장해가 나타나기 쉬운 사실은 잘 알려져 있다. 따라서 임신을 계속할 경우에는 단지 혈압이나 단백뇨의 검사 뿐만 아니라 신기능도 포함해서 내과적으로 자세히 정밀 검사를 받을 필요가 있다. 고혈압이라고 해도 여러 가지 정도가 있기 때문에 건강 관리만 충분히 하고 있으면 튼튼한, 아이를 얻을 수 있는 경우도 있고, 경우에 따라서는 인공 임신 중절을 받아야 하는 경우도 있다.

어쨌든 곧 내과 전문의의 정밀 검사를 받는 것이 중요하다. 그리고 앞으로의 치료 방침에 대해서, 잘 상담해 보도록 한다. 더구나 임신 중독증의 증상은 임신 후기에 가까워질수록 강해지기 때문에 전회의 유산이 고혈압과 관계가 있었는지 어떤지는 의문이다. 본태성 고혈압뿐이라면 관계가 없었다고 생각한다.

□선천성 심질중격결손 수술을 아이 때에 받았다. 결혼해서 이번에 임신했지만, 심장에 결함이 있었던 사람은 유산·조산하기 쉽다고 듣고 걱정이다.

심질환 환자가 임신했을 경우, 확실히 태아의 발육이 장해받아 유산·조산이나 미숙아의 출생이 많고, 신생아의 사망률도 높다고 한다. 그리고 그 숫자는 보통 임산부의 거의 2배라고 보고되고 있다. 모체에 심질환이 있으면 아무래도 혈액중의 산소가 부족해지기 쉽고, 그 때문에 태아쪽에 대한 산소 공급이 부족해져서 발육이 장해받는 것이라고 생각되고 있다. 따라서 심질환의 정도가 크면 클수록, 그와 같은 이상 발생률도 높아진다.

이전에는 심질환이라고 하면 후천성으로 류머티즘에 걸려서, 그 때문에 심장 판막증을 합병하는 사람을 많이 볼 수 있었다. 선천성의 것은 적절한 치료가 없었기 때문에 어린 시절에 사망하는 경우가 많았다. 그런데 최근에는 심장 외과 수술이 발달해서 선천성 심질환을 치료할 수 있게 되었음과 동시에 류머티즘 치료법도 발달해서 그것에 의해 심장 판막증을 합병하는 경우가 거의 없어졌다. 따라서 앞으로는 심질환으로 분만하는 사람이라고 하면, 선천성 심질환자가 대부분을 차지할 가능성이 있다.

선천성 심질환 중에는, 유전성의 것도 있다고 생각되고 있어, 심질환이 있는 어머니로부터 태어나는 아이에게는 일반 경우보다 심질환의 발생률이 높다고 한다. 단, 전체로 보면, 그와 같은 이상아는 일부에 불과하고, 대부분은 정상아이기 때문에 선천성 심질환인 어머니는 아이를 낳지 않는 편이 좋다고 할 수도 없다.

어쨌든 심질환 임산부는 분만 후 심장의 증상이 악화되는 경우도 있기 때문에 심장 전문의의 관리를 정확히 받으면서 충분히 주의하여 임신이나 산욕 생활을 보낼 필요가 있다.

□2년 전에 만성 신염으로 반 년 정도 입원, 치료를 받았다. 아이를 갖고 싶지만 의사는 완전히 치료되지 않았기 때문에, 임신은 아직 빠르다고 한다. 만일 임신하면 유산·조산의 걱정이 있는가?

만성 신염인 채 임신한다고 하는 것은 임신 중독증의 상태가 된다고 하는 의미이다. 임신 중독증이라고 해도 평소는 건강한 상태였던 사람이 임신중에 부종, 고혈압, 단백뇨 등을 낳아 발증하는 경우와 평소부터 만성 신염이나 고혈압이 있는 사람이, 임신해서 곧 임신 중독증의 상태가 되는 경우가 있다. 이 경우는 후자에 해당한다.

임신 전에는 건강했던 사람이 임신 중에 발증하는 경우는 식사 요법이나 약에 의해, 부종을 제거하거나 혈압을 내리거나 할 수 있다. 그러나 평소부터 신장병이나 고혈압이 있는 사람은 약을 사용해도 원래의 병 그 자체가 치료되는 것이 아니고, 오히려 증상이 악화되는 경우도 흔히 볼 수 있다. 즉, 임신 중독증으로서도 중증이 될 가능성이 있다.

임신 중독증이 중증이 되면 될수록 모체의 건강 상태 뿐만 아니라 태아의 발육 조건도 나빠진다. 유산이나 조산이라고 하는 이 병에 흔히 볼 수 있는 것도, 그만큼 늘어날 우려가 있다. 현재 만성 신염을 진찰해 주고 있는 주치의가 아직 임신하지 않는 편이 좋다고 한다면 그 의견에 따르도록 하고, 주치의의 허가를 기다리고 나서 임신하는 것이 중요하다. 그렇게 하지 않으면 튼튼한 아이를 얻을 수 없을 뿐만 아니라 자신의 몸의 건강 상태도 해치게 된다.

□임신 3개월에 유산했다. 아이 때 급성 신염을 앓았지만, 이 병과 관계가 있을까? 임신 전에는 전혀 이상이 없었고, 유산 후의 검뇨에서도 단백뇨(−)였다.

이 예의 경우, 아이 때의 급성 신염과 이번의 유산이 관계가 있다고는 생각할 수 없다. 아이의 급성 신염은 잘 치료되는 병으로, 그 후에 전혀 이상이 없었다고 하므로 신염은 완전히 치료되었다고 생각된다.

예를 들면 임신했을 때의 검진에서 단백뇨가 (+)였다고 해도, 1회만의 검사로 신장의 작용은 이러쿵 저러쿵 말할 수 없고, 또 임신 중에는 단백뇨가 나왔다고 해서 곧 이상이라고 할 수도 없다. 더구나 현재 또(−)로 돌아가 있다고 한다면 그 정도로 유산의 원인과 결부시킬 수 없다.

따라서 이전에 급성 신염을 앓은 점, 임신 중에 한 번이라도 단백뇨가 나온 점, 더구나 그 후 유산을 한 점 등으로, 만일 걱정이 된다면 정밀 검사를 받는 것이 최상이다. 신장 전문의, 혹은 내과의나 비뇨기과의에게서 신기능 검사(신장의 작용을 조사하는 검사)를 받아, 이상이 없음을 확인해 두면, 다음에는 안심하고 임신할 수 있을 것이다.

□지금까지 임신 6개월과 3개월에 두 번 유산했다. 마침 최근의 건강 진단에서 당뇨병이 있다고 해서, 유산도 그 때문이 아닐까 라고 하는 것이다. 앞으로 어떤 주의를 하면 아이를 가질 수 있는가?

당뇨병은 임신에 여러 가지 중대한 영향을 준다.

첫째로, 당뇨병이 상당히 진행되고 있는 여성은 호르몬 분비의 기능이 침범당해서 불임증이 된다. 그러나 최근의 당뇨병에 대한 치료법 발달에 의해 당뇨병이 있는 여성도 잘 임신하게 되었다. 그러나 임신했을 경우라도 다음에 서술하듯이 여러 가지 부적합한 일이 일어나는 경우가 흔히 있다. 우선 볼 수 있는 것이 자연히 일어나는 유산이나 조산이다. 또한 임신 중독증도 가끔 합병한다. 또한 양수 과다증도 상당히 높은 빈도로 볼 수 있다. 임신 중독증은 그 자체가 유산·조산이나 미숙아 출생의 원인으로도 이어진다.

당뇨병 임산부로부터는 가끔 체중 4,000g 이상의 거대아가 태어난다. 그러나 이와 같은 아이는 몸은 커도 지방 살로, 내장의 발달은 오히려 미숙해서 태어나고 나서 곧 호흡 곤란으로 사망하는 경우가 흔히 있다. 거대아가 태어나는 이유는 확실히 모르지만, 모체의 뇌하수체로부터 분비되는 성장 호르몬에 의한 것이 아닐까 라고도 생각되고 있다.

당뇨병 환자는 췌장으로부터 분비되는 인슐린이라고 하는 호르몬이 부족하다. 인슐린은 혈당을 내리는 작용이 있지만, 당뇨병 환자는 인슐린이 부족하기 때문에 혈당치가 높아져서 그 상태가 잠시 계속되면 당뇨가 나온다. 당뇨병이 가끔 임신 중독증이나 양수 과다증 합병의 원인이 되는 사실은 앞에서 서술한 대로이다. 이것들은 모두 태아의 발육 장해나 자궁 내에 있어서 태아 사망의 원인이 된다. 특히 급격히 양수 과다증이 일어나는 경우에는 태아의 생명은 중독에 빠지는 경우가 많다고 일컬어지고 있다. 임신 10개월 초경까지는 잘 움직이고 있던 태아가 10개월 반을 지날 무렵에 갑자기 움직이지 않게 되어 사망하는 경우가 있기 때문에, 그렇게 되기 전에 진통을 주거나 제왕 절개를 해서 태아의 생명을 살리는 시기를 구별할 필요가 있다.

당뇨병은 또한 태아에게 여러 가지 기형을 만드는 원인도 된다. 특히 심장, 신장, 뼈 등의 기형을 많이 볼 수 있다. 기형은 직접 태아의 생명에도 이어진다. 인슐린을 비롯해서 여러 가지 당뇨병 치료약이 발달한 현재에 있어서 모체의 당뇨병을 잘 치료할 수 있게 되었다. 그러나 당뇨병인 모체로부터 태어나는 태아의 예후에 대해서는 아직 어려운 문제가 많이 있다.

당뇨병인 사람이 아이를 낳고 싶다고 생각한다면, 우선 전문의의 지도 아래에 잘 치료하고, 그 의사의 허가를 얻고 나서 임신하도록 하고, 임신 중에 정기적으로 전문의의 관리를 받도록 유의해야 한다. 그렇게 하지 않으면, 또 유산·조산이나 사산을 반복하고, 혹은 모처럼 태어난 아이가 태어나서 곧 사망하거나 하는 결과가 된다.

□이 전의 임신 중에 당뇨가 나와서, 3,870g의 아이를 낳았다. 이번에는 2회째의 임신이지만, 또 당뇨가 상당히 나오기 때문에 걱정이다. 가족에게는 당뇨병이 없다.

당뇨병은 유전성의 병이라고 일컬어지고 있다. 즉, 태어났을 때부터 (좀더 극단적으로 말하자면 수정 때부터) 당뇨병이 될만한 소인을 가지고 있는 것이다. 그러나 유전적인 소인을 가진 사람이 모두 발병한다고는 할 수 없다. 발병하기 위해서는 뭔가의 계기가 원인이 된다. 그 유인이 되는 것에 비만, 노화현상, 감염증 등이 있다. 그리고 임신이나 출산도 그 하나라고 일컬어진다.

당뇨병의 소인이 있는 사람이 발병할 때까지는 보통의 건강한 사람과 같은 상태이다. 이와 같은 발병전의 상태를 '전당뇨병 상태'라고 말하고 있다. 그러나 당뇨병이라고 하는 진단은 발병하고 나서 비로소 내려지는 것으로 발병전의 시기에는 그 사람이 과연 장래에 당뇨병이 될지 어떨지는 모른다. 따라서 전당뇨병 상태라고 하는 진단은 발병 이전에 붙일 수는 없다. 다만 그렇지 않을까 라고 상상된다.

전당뇨병 상태에 있는 여성이 임신하면, 유산·조산, 사산, 임신 중독증, 양수 과다증, 미숙아 출생, 혹은 거대아 출생을 반복하는 경우가 있다. 임신 중에는 당뇨가 나오고 있지만, 분만 후는 다시 원래로 돌아간다. 반대로 말하자면 이와 같은 증상이 있는 경우에는 모체는 전당뇨병 상태가 아닐까 라고 의심할 필요가 있다. 예를 들면 최초의 아이부터 거대아를 계속 낳는 사람은 장래 당뇨병의 발병을 주의해야 한다.

이와 같은 예의 경우도 일단 그것을 의심하고, 좀더 확실히 해 두기 위해서 당부하 시험(혈당 검사)을 받아 둘 필요가 있다. 그것에 의해 이상이 있는 것 같으면 내과 전문의의 관리를 받아야 한다.

당뇨병은 유전병이기 때문에 가족 중에 같은 환자를 몇 사람이나 볼 수 있는 경우가 흔히 있다. 단, (1) 전술과 같이 소인을 갖고 있어도 반드시 발병한다고는 할 수 없는 점, (2) 열성 유전병이기 때문에 가계내에 그 병이 없는 것 같이 보여도, 양쪽의 부모로부터 유전자가 전해지고 있을 가능성이 있는 점이 두 가지 이유에서 자신의 가족에게 당뇨병 환자가 없으므로 괜찮다고 할 수는 없다.

□바세도우병으로 치료를 받고 있었으나 지금은 거의 다 나았다. 현재, 임신 중인데 유산·조산이 많다고 하기에 걱정이 된다. 어떤 점에 주의하면 되는가?

바세도우병은 '갑상선 기능항진증'이라고 해서, 갑상선으로부터 분비되는 사이록신이라고 하는 호르몬의 분비 과잉으로 인해 일어나는 젊은 여성에게 비교적 많이 볼 수 있는 병이다. 병이 진행하면 당뇨병과 마찬가지로 몸의 호르몬 밸런스가 무너져서 월경이 흐트러지거나 배란이 없어지거나해서 불임증이 된다. 또한 임신했다고 해도 유산·조산이나 사산을 하는 경우가 매우 많아, 이전에는 임신의 약 50%는 그 결과가 된다고 일컬어지고 있었다. 또한 임신 중독증도 되기 쉬운 경향이 있었다.

그러나 최근에는 갑상선 기능항진증의 치료법 진보로 인해, 이 병도 잘 치료되게 되어 임신했을 경우라도 유산·조산이나 사산을 하는 경우가 상당히 적어졌다. 이와 같이 적절한 치료를 하고 있으면, 유산·조산을 예방해서 튼튼한 아이를 낳을 수 있게 된다. 갑상선 기능항진증에는 여러 가지의 치료법이 있고, 외과적인 수술 요법도 있다. 그러나 임신 중이라는 특별한 상태일 때에는 사용할 수 있는 치료법과 적당치 않은 치료법이 있기 때문에 적절한 사용이 필요해진다.

이 병은 당뇨병과 달리 치료될 가능성이 있는 병이기 때문에 사실은 완전히 치료되고 나서 임신하는 편이 바람직하고, 그렇게 하면 유산·조산이나 사산의 걱정도 별로 하지 않아도 된다. 이 경우는 치료 중에 임신했다고 하는 경우이기 때문에 임신 중에도 계속해서 갑상선 관계의 전문의의 관리를 받고, 필요한 검사를 해서 약이 필요하면 임신 중이라도 별지장이 없는 약은 사용하고, 유산·조산의 예방에 노력한다.

□결혼 전부터 간질 발작이 있었다. 현재 매일 약을 복용하고 있어 발작은 일어나지 않는다. 아이를 한 명 가지고 싶은데, 유산·조산의 위험이나 약의 부작용이 걱정이 된다.

항간질제를 복용하면, 구순열, 구개열, 손가락 기형 등의 선천 이상의 발생률이 보통의 어머니에 비해 약 2배로 늘어난다고 일컬어지고 있지만, 한편, 개개의 항간질제와 기형아 출생과의 인과 관계는 반드시 분명치는 않다. 오히려 간질 임산부에게 있어서는 발작을 억제하기 위해서 항간질제의 투여가 필요하고, 임신시의 모체의 간질 발작에 의해 모체 및 태아에게 주는 악영향의 위험성은 항간질제의 복용에 의해 태아에게 미치는 위험성보다도 크다고 생각되고 있기 때문에 임산부에게 항간질제의 사용을 일률적으로 금지하는 것은 적당치 않다고 생각되고 있다.

간질 임산부가 만일 약의 복용을 중지하고 발작을 반복하는 경우가 있으면, 유산·조산의 위험도 당연히 일어날 수 있을 것이다.

유산·조산의 징조

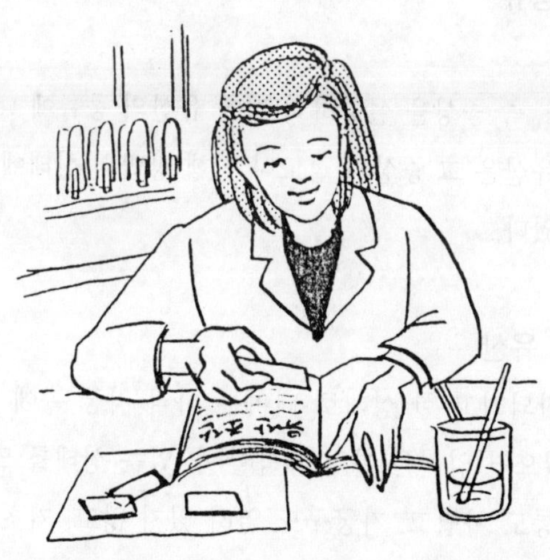

□유산 · 조산, 사산

유산이란 앞에 서술했듯이 임신 초기부터 임신 6개월 말까지에 태아나 태반이 자궁 밖으로 배출되어 버리는 경우를 말한다.

임신 7개월 이후 10개월의 반까지 이와 같은 일이 일어나면 조산이라고 한다. 임신 4개월 이후의 유산이나 조산의 결과, 태아가 죽어서 태어난 경우에는 사산이라고 한다. 태아가 작기 때문에 태어나도 호흡을 할 수 없어 사산이 되는 경우도 있고, 또 자궁속에서 자연히 죽어 버렸기 때문에 그 결과 유산 · 조산이 일어나는 경우도 있다. 만기 출산이라도 이와 같은 일이 일어나면, 역시 사산이라고 한다.

□유산의 종류

유산의 징조, 즉 증상을 설명하기 전에 유산의 종류에 대해서 이야기해 보고자 한다. 유산은 그 증상의 정도나 진행 방법의 상태에 따라서 다음과 같이 나누고 있다.

절박(切迫) 유산

유산이 시작되려고 한 상태로 태아는 아직 자궁 속에 생존하고 있어, 증상이 가라앉으면 임신은 아직 계속할 수 있는 상태를 말한다. 즉, 출혈량은 적고 복통도 가볍고, 자궁구도 열려 있지 않고, 기초 체온도 고온이 계속되고 있다.

진행 유산(개시 유산)

절박 유산의 증상이 더욱 진행된 상태이다. 출혈량은 늘고, 복통이 강해지고, 자궁구는 열려서 태아나 태반의 조직이 바로 자궁 밖으로 배출되려고 하고 있다. 통증은 진통과 같이 단속적으로 일어나고 출혈도 선명한 색이 되어, 이 상태에서는 더 이상 유산을 멈출 수 없다.

진행 유산은 절박 유산의 상태로부터 시작되지만, 절박 유산의 증상이 오래 계속되고 나서 진행 유산으로 옮기는 경우와, 급속히 절박 유산에서 진행 유산으로 진행하는 경우가 있다. 진행 유산은 방치해 두어도 자궁의 내용이 배출되어 다음의 전유산이나 부전 유산으로 이행한다.

전유산(완전 유산)

진행 유산이 더욱 진행해서 태아도, 태반 조직도 전부가 완전히 자궁 밖으로 배출되어 버린 상태이다. 진행 유산의 한창 중에는 상당한 출혈이나 복통이 있지만, 전부 나와 버린 후에는 통증도 없어지고 출혈도 줄어든다. 그러나 진행 유산에서 전유산이 되는 경우는 오히려 적고, 보통은 진행 유산에서 다음의 부전 유산 형태를 취하는 경우가 많다.

부전(不全) 유산

부전 유산이란 불완전한 유산이라고 하는 의미이다. 진행 유산이 더욱 진행해서 태아나 태반이 자궁으로부터 배출되어 버려도 그 일부가 아직 자궁 속에 머물러서 남아 있는 상태가 된 것을 말한다.

진행 유산을 그대로 방치해 두면 전 유산의 형태보다도 부전 유산의 형태를 취하는 경우 쪽이 보통이다. 이 시기가 되면 자궁내의 태아나 태반의 대부분이 배출되어 버리고 있기 때문에, 격렬한 복통은 없지만 둔통이 남아 있다. 또한 자궁 내용물의 일부라도 남아 있는 한 언제까지나 줄줄 출혈이 계속된다.

자연 유산이 가장 일어나기 쉬운 임신 2,3개월에서는 아직 태반은 발육 도상에 있고, 또한 양수를 감싸고 있는 난막도 아직 충분히 되어 있지 않다. 부전 유산때에는 태아나 태반의 부분이 나와도 이 난막이 되는 부분이 자궁 속에 머물러 버리는 경우가 많고, 그 때문에 출혈이 오래 가는 경우가 있다.

부전 유산이 일어날 것 같은 상태가 되면 기초 체온도 내려가고, 소변의 임신 반응도 양성에서 음성으로 변해 버린다. 그리고 부전 유산인 채로는 언제까지나 출혈이 계속되기 때문에 인공적으로 자궁 속의 남은 것을 수술적으로 소파해서 내보내 버려야 한다. 만일 아무 처치도 하지 않고 방치했을 경우에는 자궁내에 남은 것에 감염이 일어나서 자궁 내막염이 되고, 그 때문에 발열하거나, 혹은 상당한 양의 출혈을 보거나 하는 경우가 있다. 또한 자궁 속에 남은 태반의 일부에 혈액 덩어리가 달라 붙어서 차츰 커져 폴립상이 되는 경우가 있다. 이것을 태반 폴립이라고 하며, 역시 대출혈의 원인이 되는 경우가 있다.

계류(稽留) 유산

유산 중에서도 경과의 형태가 색다른 것에 계류 유산이라고 하는 것이 있다. 보통, 임신 중에 태아가 사망하면, 그 사이에 출혈이나 복통의 증상이 시작되어 이윽고 자연히 유산해 버린다. 그러나 태아가 사망했음에도 불구하고, 태아나 태반이 언제까지나 자궁 속에 머물러서 보통 유산에서 볼 수 있는 증상이 나타나지 않는 경우가 있다.

이와 같이, 임신 전반기에 있어서 사망한 태아나 태반 조직이 수 주일이나 오랫동안, 자궁내에 머무는 것을 계류 유산이라고 한다. 따라서 이와 같은 경우에는 진단이 확정되면, 가능한 한 빨리 수술적으로 자궁 속을 소파해서 죽은 태아나 태반을 깨끗이 제거해 버릴 필요가 있다.

계류 유산의 경우도, 부전 유산과 마찬가지로 기초 체온은 하강하고, 소변의 임신 반응은 음성이 되어 버리고, 또 언제까지나 태아의 심음은 들리지 않고, 혹은 잠시 들린 심음이 들리지 않게 되거나 한다.

습관(성) 유산

몇 번이나 반복해서 유산하는 것을 습관 유산, 혹은 습관성 유산이라고 한다. 학문적으로는 계속해서 연속 3회 이상 자연 유산한 것을 습관 유산이라고 한다. 그러나 실제 문제로서, 연속 3회 이상 자연 유산할 때까지 환자도 의사도 아무 대책을 생각하지 않는 경우는 없기 때문에 2회나 연속해서 유산하면, 역시 습관 유산에 준한 취급을 하는 것이 보통이다.

습관 유산의 원인은, 그 이외의 자연 유산과는 또 별도로 생각해야 하기 때문에 다른 항에서 자세히 서술하기로 한다.

인공 유산

인공 임신 중절을 보통 인공 유산이라고 부르는 경우가 많은 사실, 또 진행 유산, 부전 유산, 계류 유산 때에 실시하는 자궁 속을 깨끗이 하는 수술, 소위 소파술은 인공 임신 중절과 같은 방법으로 실시하는 점이 이유로 인공 임신 중절을 일반 자연 유산과 혼동하고 있는 사람도 많다. 그러나 자연 유산과 인공 유산에서는 결과적으로는 같아도 전혀 별개의 것으로서 생각해야 한다.

예를 들면 인공 유산에 따르는 부작용이 자연 유산의 경우에도 나타난다고는 할 수 없다. 반대로 인공 유산에는 볼 수 없는 증상이 자연 유산의 경우에는 여러 가지 나타난다. 어쨌든 인공 유산은 자연 유산과 확실히 구별할 필요가 있다.

□유산·조산의 징조

유산·조산이 일어났을 경우에는 다음과 같은 여러 가지 징조, 혹은 증상이 나타난다.

출혈(出血)

유산의 증상으로서 가장 많이 볼 수 있는 것이 이 출혈이다. 반대로 말하자면, 임신 혹은 임신의 의심이 있는 사람이 출혈하면 유산을 생각하는 것이 상식이다. 임신의 경과 도중에 있어서, 만일 태반 조직의 일부에 라도 자궁내막의 부착해 있는 부분으로부터 벗겨지는 듯한 일이 있으면 그 부분에 출혈을 낳고, 그것이 자궁구에서 밖으로 나오면 임산부 자신이 이상 출혈로서 느낀다.

유산의 경우의 출혈은 당연히 출혈량이 적은 경우에는 경과가 양호한 경우가 많고, 양이 증가할 경우에는 예후(장래의 전망)는 좋지 않다고 생각해야 한다. 일반적으로 절박 유산이 초기로, 더구나 복통과 같은 다른 증상은 거의 없고, 출혈량이 적은 경우에는 출혈의 색은 갈색이나 혹은 흑갈색에 가까운 색을 보이고 있다. 이와 같은 상태의 경우는 가령 소량씩 긴 일수 동안 계속해도 기초 체온이 내려가거나 소변의 임신 반응이 음성화하거나 하지 않는 한 예후는 양호하고 임신도 지속하고 임신 3개월 반부터 4개월에 걸치는 무렵까지는 출혈 증상도 소실하고, 그 후는 완전히 정상 경과를 거치는 경우를 흔히 볼 수 있다.

이것에 대해서 출혈량이 많은 경우 혹은 출혈색이 보통의 혈액에 가까운 선홍색을 보일 경우에는, 예후는 그만큼 나쁘다. 바꿔 말하자면 출혈량이 많아지거나, 색이 선명해지거나 했을 때에는 그 임신은 이제 포기하는 편이 좋은 경우가 많다고 한다.

이와 같이 출혈 상태는 유산 상태나 임신의 예후를 확실히 나타내고 있어 출혈의 경과에 의해 대개 장래의 전망을 한다고 생각해도 별지장 없다. 예를 들면 출혈이 상당한 양으로 증가했을 경우에는 가령 기초 체온이 높고 임신 반응이 여전히 양성을 보이고 있어도 거의 예후는 나쁘다고 생각된다. 그러나 출혈량이 적고, 또 갈색이나 흑갈색의 상태가 계속되고 있을 뿐이라도 어느 사이엔가 태아의 발육은 멈추고 자궁도 조금도 커지지 않고, 결국 유산해 버리는 경우가 있다. 따라서, 출혈량이나 색은 그 유산의 예후 판정의 일단의 표준은 되지만 절대적인 것은 아니다.

임신 중에 출혈이 있어도 유산과 관계없는 경우도 있다. 그것은 다음과 같은 경우이다. 수정란이 자궁내막에 착상하는, 즉 임신이라고 하는 현상이 일어나면, 그 후의 월경은 볼 수 없게 되는 것이 보통이다. 그런데 때로는 다음 예정 월경의 시기에 월경과 같은 출혈을 보는 경우가 있다. 가끔 기초 체온을 측정하고 있으면, 고온기가 지속된 채 출혈이 시작되기 때문에 본인도 그 이상을 깨닫지만, 기초 체온을 재고 있지 않으면 임신을 깨닫지 못하고 평소의 월경과 같은 것이라고 생각하는 경우가 있다.

이와 같이 임신한 후에라도 볼 수 있는 월경 모양의 출혈은 평소의 월경에 비해 양이 적다든가, 기간이 짧다든가 하는 것이 보통으로 본인이 잘 주의하고 있으면, 조금 이상한 사실을 깨달을 것이다. 곧 출혈도 멈추고, 그 사이 입덧(임신 구토라고도 한다)의 증상이 시작되면 그것은 임신 성립후의 월경양(月經樣) 출혈이었다고 하게 된다.

　이 월경양 출혈을 본인이 최종 월경이라고 생각하고, 의사도 그 임산부가 하는 얘기를 그대로 옳다고 생각하고 분만 예정일을 계산하고 있으면 예정일의 1개월 전에 분만이 시작되어 버리고 더구나 계산상은 조산일 텐데 만기 출산의 성숙아가 태어난다고 하게 된다. 이와 같은 경우는 흔히 있는 일로, 임신 중이라도 임신 월수의 계산과 자궁의 크기가 맞지 않을 때는 월경양 출혈을 착각하지 않았는지 고려할 필요가 있다. 또한 임신해도 유산과 관계없는 출혈로서는 자궁질부 미란이나 정맥류로부터의 출혈이 있다.

　자궁질부 미란이란 외자궁구의 주변이 진물러 있는 상태를 말한다. 이 미란은 임산부 뿐만 아니라 일반 여성에게도 고율로 볼 수 있는 것으로, 20대의 젊은 연령층의 사람에서는 성호르몬의 영향에 의한 것, 30대 이후에서는 분만 때 입은 상처나 세균 감염 등의 염증에 의해 일어나는 것을 많이 볼 수 있다.

　특히 임신하면 미란은 저명해지는 점, 또한 임신 중은 토리코모나스 질염이 일어나기 쉽고, 토리코모나스 질염은 출혈을 수반하는 대하가 증가하는 점 등으로, 임신 중에 유산과 관계없는 출혈을 가끔 볼 수 있다. 또한 이와 같은 염증에 의한 자극의 결과, 임신 중에는 외자궁구 부분에 폴립이 생기는 경우가 흔히 있다. 이 폴립은 매우 출혈하기 쉽고, 특히 성교에 의해 쉽게 출혈하기 때문, 유산에 의한 출혈과 혼동되는 경우가 있다.

　또한 임신 중은 정맥류가 하지(下肢)에 생기기 쉬운 경향이 있지만, 같은 것이 외음부, 질벽, 서경부에도 가끔 나타난다. 외음부나 질벽의 정맥류는 상당히 심해도 보통은 출혈을 보지 않는 것이지만 때로는 출혈하는 경우가 있다. 이런 유산과 관계없는 임신 중의 출혈은 보통 전문의의 진찰에 의해 비교적 간단히 알 수 있다. 따라서 임신 중 이상한 출혈을 보면 빨리 산부인과의를 찾아서 출혈의 원인을 확실히 해 둘 필요가 있다.

더구나 드물지만, 임산부에게 자궁경암이 있어, 그것 때문에 출혈하는 경우가 있다. 따라서, 임신 중이라도 이상한 자궁질부 미란은 정밀 검사를 해서, 암의 유무를 확인해 둘 필요가 있다. 더구나 자궁외 임신, 포상 기태, 전치 태반, 상위 태반 조기 박리 등 특수한 형태의 이상 임신이나 유산·조산에 의한 출혈이 있지만 그것은 나중에 정리해서 서술하기로 한다.

복통(腹痛)

유산의 제2의 징조로서 중요한 것은 복통이다. 유산의 경우에는 가끔 출혈과 복통이 전후하고, 혹은 동시에 나타난다. 출혈과 마찬가지로 복통의 경우도 경도의 경우는 예후도 양호하지만, 강해짐에 따라서 예후는 좋지 않게 된다. 특히 진행 유산 때에는 상당히 강한 복통을 느낀다.

만일 자궁 속에서 태아가 사망하면 모체로서는 이미 불필요한 것이 되어 버렸기 때문에, 그것을 밀어내 두는 힘이 작용해서 그것이 자궁 수축이라고 하는 형태가 되어, 이 자궁근이 수축하는 작용이 복통이 되어 나타난다. 가령 태아가 건강하게 잉태되어도, 얼마간의 이유로 갑자기 자궁 수축이 시작되면, 역시 복통으로서 느끼고 유산의 증상을 보인다.

따라서 유산 때의 통증은, 자궁 장소에 일치해서 느낀다. 즉, 임신 초기에는 하복부의 중앙이다. 임신 월수가 진행해서 자궁이 커짐에 따라서, 복통 장소도 그 크기에 일치해서 범위가 넓어지지만, 복부의 중앙이라는 점에는 다름없다. 만일 좌측이라든가 우측이라든가, 한쪽에 치우쳐서

통증이 있는 경우에는 급성 충수염이나 요로 결석 등에 다른 병을 생각할
필요가 있다.

출혈이나 복통은 유산 뿐만 아니라 조산의 경우에도 마찬가지로 가장
중요한 징조이다. 어쨌든 임신 중에 이 두 가지가 잇달아서 나타났을 경우
에는 우선 유산·조산을 생각해야 한다.

파수(破水)

파수란 태아와 제대(臍帶)와 양수를 속에 넣고 있는 주머니, 즉 난막이
라고 하는 얇은 막이 찢어져서 양수가 자궁구로 새어 나오는 현상을 말한
다. 난막이 찢어지기 때문에 파막이라고도 한다. 파수는 보통 출산 때에
어느 정도 분만이 진행해서 자궁구가 열리고 나서 일어난다. 진통이 시작
되고 분만이 개시하면 자궁구 난막 부분은 마치 풍선과 같이 부풀어서
자궁구를 밀어 벌리는데 도움이 된다. 이 부푼 부분을 태포(胎胞)라고
하며, 태포가 찢어지는 것을 파수(파막)라고 한다.

이와 같은 파수는 분만 예정일 전후의 임산부에게 때로는 진통이 없는
동안에 일어나는 경우가 있다. 이것을 전기 파수라고 한다. 전기 파수를
해도 그 사이에 반드시 진통이 일어나기 때문에 전기 파수를 했다고 해서
반드시 이상 분만이 된다고는 할 수 없다. 그러나 이와 같은 파수가 임신
중기, 혹은 임신 후기라도 예정일보다 상당히 전에 일어나면 조산의 방아
쇠 역할을 하게 된다.

파수가 일단 일어나면 그 때에 찢어진 난막은 두번 다시 막히지 않기
때문에 이른 밤, 진통이 일어나는 것이 보통이다. 즉, 임신의 어느 시기를
불문하고 파수가 일어나면 이윽고 진통이 시작된다. 만일 임신 5개월에
파수하면 이윽고 유산해 버린다.

유산·조산 때는 앞에 서술한 출혈 또는 복통부터 시작되는 것이 보통이지만, 그중에는 갑자기 파수로 시작되는 것도 있다. 특히 경관 무력증의 경우는 그때까지 순조로웠는데, 어느날 갑자기 파수해서 이윽고 복통(진통)이나 출혈이 시작되어 유산·조산해 버린다고 하는 경우를 흔히 볼 수 있다. 따라서 이 파수는 한 번 일어나면 어떻게도 되지 않는 위험 신호로, 절대 안정시키고 눕혀 두어도, 수일 혹은 1,2주일 사이에, 자연히 진통이 따르고 유산·조산해 버리는 도저히 돌이킬 수 없는 현상이다. 그 점에서는 오히려 출혈이나 복통 쪽이 안정이나 치료에 의해 멈출 수 있는 가능성이 있다.

그러나 때로는, 확실히 파수했다고 생각해도, 그 후 진통도 일어나지 않고, 양수의 샘도 자연히 멈추고, 임신의 경과도 이상없고, 결국 분만 예정일까지 임신이 계속되어 분만 때에 다시 파수를 볼 수 있는 경우가 있다. 이것은 다음과 같이 설명되고 있다.

즉, 정말로 파수는 되었지만, 마침 난막이 찢어진 장소가 자궁구에서 훨씬 떨어져 있었기 때문에, 그 후 자연히 막혀 버렸다고 하는 가능성이 하나이다. 이와 같은 것을 '고위 파수(高位破水)'라고 한다. 또 하나의 경우는 양수나 태아가 들어 있는 양막강과는 별도로, 또 하나 양수와 같은 액체가 고여 있는 작은 주머니가 내자궁구 옆에 생겨 있는 경우가 있어, 그것이 찢어져서 액체가 새어 나온 것을 파수로 착각하는 것이다. 진짜 양막강은 찢어져 있지 않았기 때문에, 실제로는 파수가 되지 않았다는 결과가 된다. 이와 같은 것을 '위파수(僞破水)'라고 한다.

일반적으로 파수가 우선 나타나고 나서 유산이 시작된다고 하는 것은 양수량이 상당히 늘고나서 볼 수 있는 현상이다. 따라서, 임신 4개월경까지의 유산에서는 거의 볼 수 없는 것으로, 그 이후에 있어서 나타나는

150

현상이다.

□임신의 극히 초기 유산

배가 땅기거나 하복통을 반복하는 사이에, 작은 태아(임신 8주까지는 태아(胎兒)라고 한다)가 태아를 감싼 자루째 혈액에 섞여 나온다. 통증은 별로 없고, 때로는 월경이 늦었기 때문에 출혈이 많은 것일까 라고 생각할 정도로, 유산을 깨닫지 못하고 끝나 버리는 경우도 있다.

유산의 진짜 원인이라고 하는 것을 아직 모르는 부분이 많은 것은 사실이다. 극히 초기의 유산에 대해서는 난자 혹은 정자에 이상이 있기 때문에, 새롭게 생긴 수정란에 염색체 이상이 생겨서, 그 때문에 곧 죽어 버리는 것이 많다고 생각되고 있다. 또한, 난자로부터 분비되는 황체 호르몬의 부족, 혹은 자궁내막의 염증 등으로 인해, 모처럼 수정된 난자가 자궁에 제대로 착상할 수 없기 때문에 곧 벗겨져 떨어져서 유산해 버리는 것도 상당히 있다고 생각된다. 수정란은 정상이라도 수정 후 격렬한 속도로 세포 분열이 계속되고 있는 동안에 주변으로부터의 영양이나 산소를 제대로 섭취할 수 없어서 병적이 되는 경우도 있을 것이다.

어쨌든, 처음에는 현미경이 아니면 보이지 않는 것 같은 작은 세포에서 대단한 속도로 성장해서 태아의 근원이 생기기 때문에, 이 시기에는 어딘가에서 아주 조금이라도 결함이 있으면 성장이 계속될 수 없이 빨리 죽어 버린다. 이 무렵의 유산은 가령 일어나도 증상이 그다지 확실하지 않기 때문에, 앞에 서술했듯이 본인은 유산을 깨닫지 못하고 단지 이번 월경은 조금 늦은 것 같다든가, 조금 복통이 강한 것 같다든가, 핏덩어리가 여느 때보다 많았다고 하는 정도로 지나쳐 버리는 경우가 있다.

　이와 같이 본인이 확실히 유산을 의식할 수 없는 경우에는, (1) 당시, 기초 체온을 측정하고 있었다. (2) 소변의 임신 반응을 조사해서 한 번이라도 확실히 양성을 보였다. (3) 자궁내막 검사를 하고, 그 조직 검사 결과, 분명히 유산이 있었던 사실을 확인했다 등의 조사를 하나라도 실시한 증거가 없는 한, 나중에 생각해도 자연 유산이었는지, 단순한 월경 이상뿐이었는지 판단이 잘 서지 않는다.

　이와 같은 사실은 특별히 대단한 것이 아닌 듯한 느낌이 들 지도 모르지만, 불임증의 경우에는 큰 문제가 된다. 가령 자연 유산이라도, 한 번이라도 임신했다고 하게 되면, 적어도 그 시점에서는 난관의 통과성은 있었다, 배란도 있었다, 남편의 정액도 수정 능력이 있었다고 하게 되어, 과거에 한 번이라도 임신하지 않은 사람 보다 임신을 기대하기 쉽기 때문이다.

□임신 2~3개월의 유산

　자연 유산의 대부분은 이 시기에 일어난다. 따라서 보통 자연 유산이라고 하면 거의 이 시기의 유산이라고 생각해도 틀림없을 정도이다.

　이 시기의 유산 증상은 앞에 서술한 증상의 대부분이 해당한다고 생각해도 별지장 없다. 예를 들면 자연 유산의 주요 증상으로서의 출혈이나 복통도 이 시기의 유산의 전형적인 증상이다. 단 파수로 시작된다고 하는 형태는 이 시기에 거의 볼 수 없다. 이미 서술한 절박 유산, 진행 유산, 전유산, 부전 유산이라고 하는 것 같은 형태로, 이 시기에 흔히 볼 수 있다. 즉 다음과 같은 순서로 진행한다.

　① 절박 유산→경쾌

② 절박 유산→진행 유산→전유산

→부전 유산

③ 진행 유산→전유산

→ 부전 유산

④ 계류 유산

이상 중, ③은 갑자기 진행 유산의 형태로서 시작된다. 학문적으로는 지금까지 정상적으로 경과하고 있었던 임신이 갑자기 진행 유산의 형태로 시작되는 일은 없고, 그 전에 시간의 장단은 있지만 절박 유산의 시기가 포함될 것이다. 그러나 임상적으로는, 본인은 그와 같은 시기의 증상을 깨닫지 못하고, 갑자기 유산의 증상이 시작되어 극히 단시간 사이에 태아나 태반이 나와 버리는 경우도 적지 않게 인정된다.

출혈이나 복통의 증상이 줄줄 계속되어, 절박 유산으로서 치료를 받고 있었던 것이 언제까지나 증상이 경쾌하지 않고, 태아의 심음도 들리지 않고, 그 사이 임신 반응도 약양성이 되거나 음성화하거나 해서 태아의 발육이 확인되지 않기 때문에 도중에서 소파 수술을 받고, 그 결과 부전 유산이라고 진단받는 경우도 가끔 볼 수 있다. 따라서 임상적으로는 '절박 유산→부전 유산'이라고 하는 진단 순서가 되는 것으로, 그 사이에 진행 유산이라고 하는 시기가 들어오지 않는다.

이것은 절박 유산의 과정에 있어서 태아(胎芽)의 발육이 얼마간의 원인으로 장해받아 도중에서 정지해 버려서, 태아(胎芽)가 죽어 버리거나 자궁 속에서 흡수되어 버리거나 하기 때문에 일어나는 현상이다. 이와 같은 원인으로서, 특히 정자나 난자의 이상에 의한 이상 수정란의 출현 때문에(예를 들면 염색체 이상 등) 임신 조기에 태아가 사망해 버리는 것이 상당한 비율을 차지하고 있다고 생각된다.

태아가 사망해 버리면, 태반도 그 이상 발육하지 않고 오히려 퇴축한다. 따라서 임신 경과에 따르는 자궁의 증대도 도중에서 스톱해 버릴 뿐만 아니라 오히려 작아지는 경우조차 있다. 그것과 함께 임신 반응도 가끔 약해지거나, 음성이 되거나 한다. 그래서 임신 반응의 강도를 계속 관찰하고 있으면, 절박 유산의 예후를 추측할 수 있다.

계류 유산은 그 시기로 말해서 실제로는 임신 4개월에 들어서고 나서 진단이 나고 혹은 수술을 받는 것이 보통이다.

이상 임신 중에서도 특수한 형태, 즉 자궁의 임신이나 포상 기태도 이 시기에 발견되는 것이 대부분이다. 자궁외 임신의 경우, 복통과 출혈이 줄줄 계속되어 기초 체온은 고온기를 보이지만, 소변의 임신 반응은 차츰 음성화해 간다고 하는 증상은 대부분의 자연 유산의 경과와 같은 형태를 취하고 있다. 그 때문에 보통의 자연 유산인지 자궁외 임신인지, 양자가

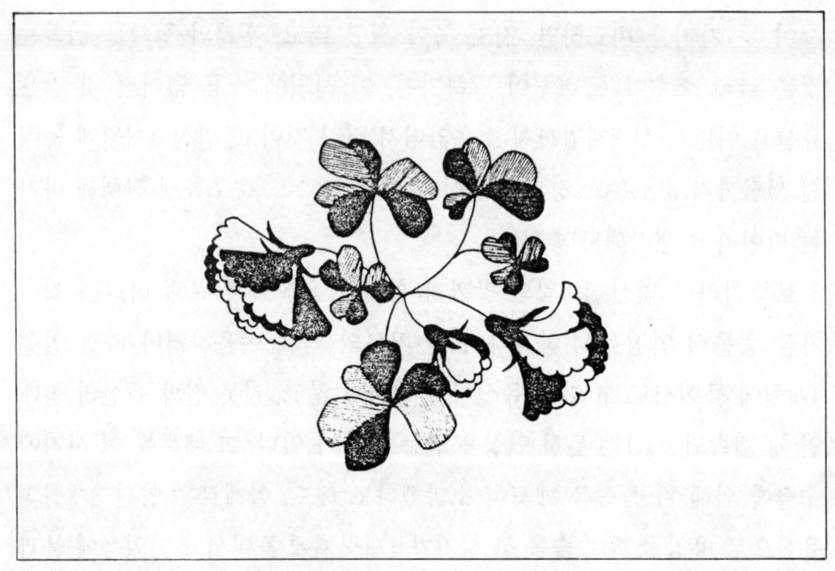

상당히 구별하기 어려운 경우가 있다.

포상기태도 처음에는 일반 자연 유산과 같은 경과를 보여서, 하복통이나 출혈이 줄줄 계속된다고 하는 경우도 흔히 볼 수 있다. 따라서 소파 수술을 한 후에 포상 기태였음을 알 수 있는 경우도 흔히 볼 수 있을 정도이다. 어쨌든 이상 임신의 대부분은 이 시기 중에 얼마간의 증상이 나타나는 경우가 많다고 생각해도 거의 틀림 없다.

□임신 4개월의 유산

임신 4개월의 유산에는 두 가지의 형태가 있다. 하나는 실제로는 임신 3개월까지 유산이 진행되고 있었던 것이, 마침 4개월에 들어서고 나서 진단이 확정하고, 처치를 받은 것이다. 또 하나는, 지금까지는 순조로웠던 임신이, 이 시기가 되어 비로소 유산의 증상이 나타난 것이다.

이 두 가지를 비교하면, 전자 쪽이 훨씬 많고, 후자의 형태를 취하는 것은 극히 소수이다. 바꾸어 말하자면, 이 시기에 소용 없어진 것 같은 유산은 이미 임신 3개월까지 소용없어져 버린 것이고, 임신 4개월에 들어선 시점까지 순조롭게 경과한 임신은 거의 그 후도 순조롭게 진행해 나가는 법이라고 생각해도 좋다.

보통이라면 임신 3개월의 말까지 확실히 유산이 완료해 버리는 것이 가끔 충분히 안정을 취하거나 유산 치료의 약을 이용하거나 하면 임신 4개월에 들어서도 그 이상 유산이 진행하지 않고, 자못 절박 유산의 형태인 채 계속되고 있는 듯한 인상을 받는 경우가 있다. 그 때문에 이 시기에 수술에 의해 자궁 속을 깨끗이 소파했다고 해도, 실제로는 임신 3개월의 유산으로 마침 소파 수술을 한 시기가 4개월째에 들어서고 있었음에 불과하다고 하게 된다. 따라서 의사의 진단서도 임신 3개월의 부전 유산, 혹은 계류 유산이라고 하는 진단명이 붙여지게 된다.

또 하나의 형태인, 정말로 이 시기가 되어 일어나는 자연 유산이라고 하는 것은 거의 없음은 이미 서술한 대로이다. 단, 다음에 서술하는 경관 무력증에 의한 유산은 이 시기에 이미 일어나는 경우가 있다. 또한 이상 임신의 하나인 포상 기태는 태아 심음이 들리지 않는다든가, 자궁이 커지지 않는다고 하는 점에서 이 시기가 되어 발견되는 경우를 흔히 볼 수 있다.

□임신 중기(5~7개월)의 유산

임신 중기는 시기적으로 가장 안정된 기간으로, 유산이 일어나기 어려운 시기이다. 그러나 이 시기라도, 물론 유산이 일어나는 경우는 있다. 이 시기는 이미 태아도 태반도 상당히 커져 있기 때문에 유산이라고 해도 임신 초기의 경우와 달리, 오히려 임신 말기의 분만에 가까운 듯한 경과를 취한다. 즉, 처음에는 배가 땅기고, 그 전후에 출혈도 볼 수 있고, 그리고 이윽고 진통 발작을 볼 수 있게 되어 마침내 태아나 태반의 만출에 이른다고 하는 형태이다.

이 경우 배가 땅기는 정도, 혹은 가벼운 출혈의 정도로, 안정이나 치료에 의해 증상이 가라앉고 치료되는 경우도 있다. 또한 진통이 시작되었을 경우라도 역시 치료가 주효해서 진통이 가라앉고, 유산의 증상이 경쾌하는 경우도 있다. 유산의 증상이 나타나도, 또 가라앉느냐, 혹은 유산이 진행하느냐는 자궁구의 열리는 정도에 의해 결정된다. 자궁구가 열리지 않으면 그대로 가라앉지만, 열리면 역시 유산의 진행을 막기는 곤란해진

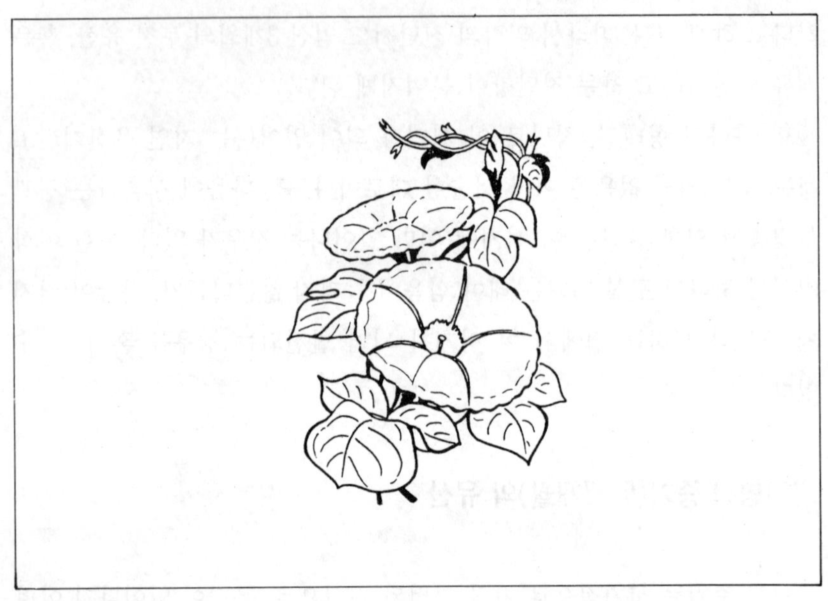

다.

또한 이 때 파수가 일어나면 유산을 막을 수 없다. 파수가 되면 진통이 점점 더 강해져서, 유산의 진행에 한층 더 박차를 가하기 때문이다. 임신 중기의 유산으로서 특징있는 것에, 경관 무력증(경관 부전증이라고도 한다)에 의한 자연 유산이 있다. 이 때에는, 그때까지 거의 증상다운 것이 없었는데, 갑자기 파수가 일어나고, 그 후에 출혈이나 복통(진통)이 일어 나서 유산되는 형태를 취한다. 파수가 일어났을 때에는 이미 자궁구가 벌어져 있어서 그 시점에서는 이제 처치 방법이 없다. 또한 파수 전에 일어나는 자궁구의 개대(開大)는 사람에 따라서는 어쩐지 자궁이 내려간 듯한 느낌을 갖는 경우도 있지만, 전혀 자각 증상이 없고, 파수되어야 비로소 깨닫는 경우 쪽이 많아, 처치도 더 이상 족하지 않다.

임신 중기의 유산은 이와 같이 두 가지의 타입이 있지만, 경관 무력증에 의한 유산을 많이 볼 수 있는 것이 이 시기의 특징이다. 임신 중기의 유산은 그 대부분이 태아가 사망해 버린다. 사산으로 끝나든가, 혹은 신생아가 잠시 호흡을 해도, 그 사이에 사망해 버리는 것이 보통이다. 그러나 임신 7개월의 반을 지나면 태아의 체중도 상당히 늘어나기 때문에, 그 중에는 생육할 수 있는 경우도 조금씩 있다. 적어도 태어난 시점에 있어서 호흡을 했을 경우는 분만에 입회한 의사나 조산부는 아이를 살리는 데에 노력할 의무가 있다.

그러나 이 시기에 태어난 아이는 아직 작아, 소위 미숙아라고 불려지고 생활력이 약해서 이 시기의 아이를 기르기 위해서는 상당히 전문적인 보육 기술을 필요로 한다. 또한 가령 생육할 수 있다고 해도, 선천성 소아마비, 미숙아 망막증 등의 발생률이 높고, 심신 장해아의 위험도 있다. 따라서 이 시기의 유산은 아이쪽에서 보아도 문제가 많다. 이 시기에 전치 태반이나 상위 태반 조기 박리 등을 볼 수 있는 경우도 있지만, 수는 적고, 이것들은 임신 8개월 이후에 발증하는 것이 보통이다.

□임신 8개월 이후의 조산

임신 8개월에 들어선 후부터 임신 10개월의 반 이전까지 분만이 일어나면 조산이라고 한다. 조산의 경과는 임신 말기의 일반 분만과 완전히 똑같다. 즉, 출산의 낌새, 진통의 개시, 파수의 시기, 분만의 진행 상태나 그 소요 시간, 출혈량 등 보통의 분만과 거의 다르지 않다. 파수가 선행해서 시작되는 분만(전기 파수)이 있는 점도 똑같다.

단, 만기 출산과 다른 점은 역시 조산에 의한 미숙아 출산이다. 물론 그것은 조산이 생긴 시기에 따라서 크게 다르다. 임신 8개월의 초에는 태아의 발육이 아직 충분치 않아 신생아 사망률도 높아진다. 그러나 같은 조산이라도 임신 10개월에 들어서면 태아는 상당히 커져 있기 때문에 거의 전부가 안전하게 자란다.

전치 태반이나 상위 태반 조기 박리 등의 이상도 이 시기에 들어서고 나서 볼 수 있는 것이 보통이다. 제왕 절개 등의 긴급 처치에 의한 조산도 흔히 볼 수 있다. 태아가 사망했을 경우는 차치하고 살아서 태어났을 경우에는 역시 미숙아 출생의 문제가 생기는 점에서는 보통 조산의 경우와 같다.

제 5 장

멈출 수 있는 유산, 멈출 수 없는 유산

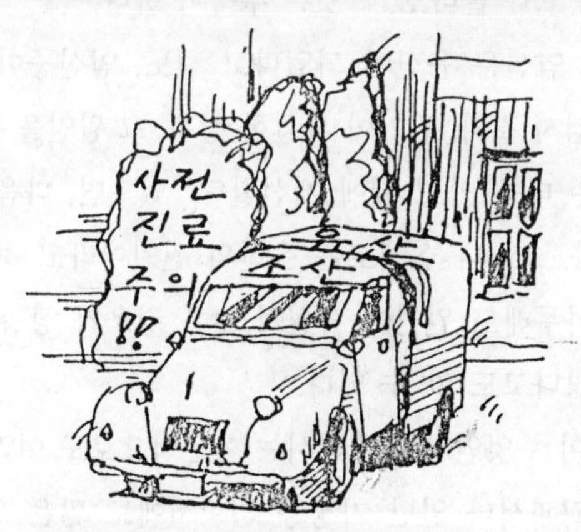

□알기 어려운 유산의 원인

유산의 증상이 나타나도 안정이나 치료에 의해 증상을 진정시키고 임신을 계속 시켜서 만기 출산으로 이끌 수 있는 경우와 아무리 안정하게 하고 치료를 해도 도저히 멈출 수 없는 유산이 있다. 바꾸어 말하자면, 멈출 수 있는 유산이란 치료할 수 있는 유산, 멈출 수 없는 유산이란 치료할 수 없는 유산이라고 할 수 있다.

멈출 수 있는 유산, 멈출 수 없는 유산이 있다고 하는 사실은 그 구별을 치료전에 알고 있으면, 멈출 수 있는 유산에 대해서는 희망을 줄 수 있고, 멈출 수 없는 유산에 대해서는 처음부터 포기시켜서 쓸데없는 치료 수고를 줄일 수 있다. 그러나 실제 문제로서 임상적으로는 상당히 그 구별이 어려운 경우도 많아서, 치료를 해 보고 나중에 결국은 헛수고임이 드러나는 경우도 상당히 많이 볼 수 있다. 그러나 미리 그 판단이 어려운 이상, 치료가 헛수고로 끝나도, 그것은 부득이 하다.

또한 이번의 임신은 유산이 되었다고 해도, 임신중이나 유산후의 증상, 여러 가지 검사 결과, 원인이 확실한 경우, 그 원인을 유산후에 제거할 수 있거나 혹은 다음 임신 때에 개선할 수 있으면, 다음 번에는 아이를 기대할 수 있다. 그러나 실제로는 유산의 원인이라고 하는 것을 상당히 알기 어렵고, 아무래도 원인이 확실치 않은 경우가 상당히 있다. 오히려 그 편이 훨씬 많다고도 할 수 있다.

유산의 원인이 무엇인가에 대해서는 학문적으로도 여러 가지 일컬어져서, 산과학의 교과서나 일반 가정용 의학서에도 많은 원인이 나열되어 있다. 그러나 실제로 유산의 증상이 시작된 사람이 있는 경우, 그 사람의 유산 원인이 무엇인지를 진단하는 것은 상당히 곤란한 경우가 많다. 또한 가령 알았다고 해도, 유산이 끝나 버리고 나서, 나중에 정밀 검사에 의해 알 수 있는 경우도 있어, 치료 때에는 거의 도움이 되지 않는 경우도 있다.

이와 같이 학문적으로 유산에는 어떤 원인이 있느냐 라고 하는 것을 일반적으로 말하는 경우와, 실제로 유산의 증상을 가진 사람에 대해서, 그 원인이 무엇이냐고 하는 경우는 또 별문제로, 모두 원인을 알 수 있다고 할 수는 없음을 인식해 둘 필요가 있다.

□증상으로 본 유산의 예후(豫後)

그 병이 장래에 치료되느냐 치료되지 않느냐 라고 하는 전망, 즉 병의 장래 상황의 예측을 예후라고 한다. 유산의 예후란 그 유산이 멈출 수 있는지 어떤지, 장래 아이를 얻을 때까지 가져 갈 수 있느냐 어떠냐 라고 하는 것의 예측을 말한다고 생각하면 좋을 것이다.

전항에서 유산의 원인은 알기 어렵다고 서술했지만, 원인은 어쨌든 그 증상에 의해, 예후는 상당한 정도로 판정할 수 있다. 앞에도 말했듯이 절박 유산의 상태라면, 아직 유산을 멈출 수 있는 가능성이 있다. 이 경우는 물론 증상이 가벼울수록 예후가 좋은 것은 말할 필요도 없다.

우선 출혈에 대해서 말하자면 양이 적을수록, 색이 거무스름할수록, 또 기간이 짧을수록 예후는 양호하고, 그 반대일수록 예후는 나쁘다고 말할 수 있다. 특히 출혈의 색이 진짜 혈액의 색에 가까울수록, 즉 선홍색이 되어 갈수록 나쁘다고 말할 수 있다. 출혈한 시점에 있어서는 혈액 본래의 선홍색이라도, 출혈량이 적으면 자궁 속에서 질 속으로 나오고 더욱 밖에까지배출되는데 시간이 걸려서, 그 사이에 색이 변해 갈색에서 점점 거무스름한 색이 되어 버린다. 그러나 출혈량이 많아지면 계속해서 자꾸 자꾸 나오기 때문에 자궁 속에서 나온 혈액이 단시간 사이에 밖으로 배출되어 버려서, 그 때문에 본래의 혈액에 가까운 색인 채 나타난다.

즉, 출혈의 색이 거무스름한 동안은 일단 아직 임신을 지속시킬 수 있는 가능성이 있다고 보고 여러 가지 치료를 시험해 볼 가치가 있고, 붉어지면 이미 진행 유산에 접근한 징조로서 예후는 나쁘다고 생각해야 한다. 복통에 관해서도 마찬가지로, 정도가 가벼울수록 기간이 짧을 수록 예후는 좋고, 그 반대일수록 예후는 나쁘지만, 그 때 출혈과 복통이 동시에 오는지 어떤지에 따라서 예후에도 차이가 있다. 물론 양자가 합병해서 모두 강하면 강할수록 예후는 나쁘다.

예를 들면 자궁구에 생긴 경관 폴립에서의 출혈이라면, 복통은 따르지 않는다. 경관 폴립은 임신 중에 생기기 쉽고, 더구나 가끔 출혈의 원인이 되기 때문에 임산부들이 유산이 아닐까 라고 걱정하는 경우를 흔히 볼 수 있다. 그러나 이것은 아무리 출혈해도 유산과는 거의 관계가 없다.

또한, 가령 자궁 속에서 출혈하고 더구나 그것이 2~3개월이라고 하는 장기간 계속되어도 다른 임신의 경과는 순조롭고, 태아의 발육도 진행되고, 그 사이에 출혈도 멈추어 버려서, 결국 만기 출산까지 가는 경우도 가끔 볼 수 있다. 이와 같은 경우, 어디에서 출혈하고 있었는지, 왜 그렇게 오래 출혈이 계속되었는지, 잘 모르는 경우가 있다. 유산하지 않았다고 하는 사실은, 난막이나 태반의 극히 일부가 자궁내막에서 조금 박탈하려고 하고 있었지만, 그것이 그 이상 진행되지 않았기 때문에, 유산도 진행하지 않고, 자연히 치료된 것일지도 모른다. 또한 태반 끝 부분의 혈관이 일부 떨어지거나 해서, 그 부분에서 조금씩 조금씩 출혈이 계속되고 있었던 것일지도 모른다.

어쨌든 복통은 전혀 없고, 다만 출혈만이 오랫동안 계속되고, 더구나 임신이 지속했을 경우에는 이와 같은 경우도 생각할 수 있다. 복통이 있고, 더구나 그것이 분명히 자궁에 일어나고 있는 경우에는 유산의 증상으로서의 자궁근의 수축이라고 밖에 생각할 수 없다. 자궁근의 수축은 역시 유산이 어느 정도 진행되고 있는 증상이라고 생각되어, 그런 의미에서는 경계를 요한다. 다만 복통의 느끼는 법이라고 하는 것에는 개인차가 있어, 민감한 사람은 하복부의 땅기는 느낌이라도 통증이라고 표현한다. 따라서 복통이 있다고 해서 곧 유산이 진행되고 있다고 극단적으로 말할 수 없는 경우가 있다.

예를 들면 임신 후반기, 특히 8개월 이후의 임신 후기가 되면, 보통의 임산부라도 가끔 일시적으로 자궁이 가볍게 땅기는 경우가 있다. 즉, 단시간이지만 자궁근의 수축이 일어난다. 이와 같이 배가 땅기는 느낌(복긴(腹緊)이라고 한다)은 수초에서 10 수초에 가라앉고, 다음은 아무렇지도 않거나, 혹은 반복하는 경우가 있어도 수회의 정도로, 곧 사라져 버린다. 이것은 임신 진통이라고 일컬어지는 것으로, 병적인 것이 아니고, 일반 임산부에게 흔히 볼 수 있다.

임신 진통은 생리적인 현상이기 때문에, 유산·조산과는 관계가 없다. 쇼핑중 몸을 움직이고 있을 때, 혹은 병원의 임산부 검진 때에 자궁을 세게 압박당하는 것 같은 때 등에 흔히 볼 수 있다. 그리고 일시적인 것이기 때문에 곧 원래대로 돌아온다. 그러나 사람에 따라서는 이것을 민감하게 받아 들여서 유산·조산의 징조가 아닐까 라고 걱정하는 사람이 있다.

자궁구가 벌어졌을 경우는 유산의 가장 위험한 징조의 하나이다. 특히 출혈과 복통을 수반한 경우, 또 자궁구가 벌어지면, 이미 진행 유산의 상태에 들어갔다고 생각해야 한다. 단, 이 경우 문제가 되는 것은 내자궁구로, 외자궁구가 벌어져 있어도 내자궁구가 닫혀 있으면 괜찮다. 자궁은 밖에서 자궁강까지 이르는 부분이 경관이고, 밖의 질로 벌어져 있는 부분을 외자궁구, 안쪽 자궁강으로의 출구가 내자궁구라고 일컬어지고 있다. 문제가 되는 것은 내자궁구이고 내자궁구 쪽이 경관을 조이는 힘이 강하기 때문에 내자궁구가 벌어져 버리면 경관 전체가 벌어져 버리는 것을 의미하기 때문이다.

그러나 출혈도 복통도 없고 경관만이 벌어졌을 경우, 즉 경관 무력증의 경우는 문제는 또 다르다. 이 경우 만일 경관의 개대(開大)가 아직 적으면 다음의 치료 항에 서술하는 경관 봉축술에 의해 내자궁구를 막아 임신을 지속시키는 것이 가능하다. 그러나 경관이 어느 정도 벌어지고, 더구나 태포(양수를 담은 난막의 자루선단이 부푸는 것)가 외자궁구의 부분까지 보이면 이미 예후는 나쁘다고 밖에 말할 수 없다. 가령 그 시점에서 경관 봉축술을 해도, 외자궁구를 막을 수 있어도 내자궁구를 조르는 수술이 어렵기 때문에 그 사이 결국 파수하는 결과가 되어 버리기 때문이다.

임신 후기(제8월 이후)가 되면, 보통의 임산부라도 경관이 1~1.5cm 정도 벌어져 있는 경우는 가끔 볼 수 있다. 특히 경산부에게는 비교적 흔히 볼 수 있는 현상이다. 이와 같은 시기라면 경관은 이 정도로 개대하고 있어도 반드시 이상이라고 말할 수 없다. 물론 경관 봉축술의 필요는 없다. 경관의 개대가 곧 조산으로 이어지는 것은 아니다.

파수는 유산·조산의 징조 항에서 서술했듯이, 이미 원래대로 돌아가지 않는 현상으로 유조산이 반드시 시작되는 징조이다. 그런 의미에서는 절대로 원래대로 돌릴 수 없는 징조로서, 즉 유산·조산이 이윽고 시작되는 징조로서, 가장 예후가 나쁘다고 말할 수 있다. 가령 절대 안정시키고 눕혀 두거나, 유산 치료의 약제를 다량 사용했다고 해도 그 사이에 반드시 진통이 시작되고 분만으로 이행한다.

가령 곧 진통이 시작되지 않았다고 해도, 일단 파수되면 세균이 자궁구에서 자궁강으로 거슬러 올라와서 양수 속에 들어와 감염이 일어난다. 양수에 감염이 일어나면, 그 속에 떠 있는 태아는 세균 감염의 위험에 노출되게 되어, 역시 유산·조산이나 사산의 우려가 늘어난다. 물론 파수되었을 경우, 항생 물질은 투여되지만, 그래도 완전히 양수의 세균 감염을 예방할 수는 없다. 양수에 감염이 일어나면, 이미 태아가 어느 정도 커져 있어, 모체 밖에서 생존 가능한 경우에는 오히려 빨리 태아를 밖으로 꺼내고 보육기에서 기르는 편이 안전한 경우도 있다.

단, 파수라고 생각해도 앞에 서술했듯이 고위 파수이기 때문에 파수가 자연히 멈추거나 혹은 위파수로서 진짜 파수가 아니거나 하는 경우도 있기 때문에 파수가 있었다고 해도, 일단은 입원해서 안정을 취하면서 경과를 볼 필요가 있다.

□원인으로 본 유산의 예후(豫後)

유산의 원인에 따라서 멈출 수 있는 유산과 멈출 수 없는 유산이 있다. 일반적으로 말하자면, 태아측에 유산의 원인이 있는 것은 치료에 의해서도 유산을 막기는 매우 곤란하다. 그것에 대해 모체측에 유산의 원인이 있는 것은 치료 가능한 경우가 많이 있다.

물론 이것들은 절대적인 것이라고는 말할 수 없지만 일단의 경향을 보이는 것이라고 말할 수 있을 것이다. 그런데, 태아쪽에 원인이 있는 경우, 유산은 멈추기 어렵다고 했지만, 그 점에서 문제가 되는 것이 염색체 이상이다. 그 점에 대해서 조금 자세히 설명해 보도록 한다.

□염색체 이상과 유산

옛날부터 유산 중에는 수정란의 이상에 의한 것이 있다는 사실이 학자에 의해 지적되고 있었지만, 그것을 확실히 알게 된 것은, 최근의 염색체 연구의 진보에 의한다. 즉, 유산한 경우의 태아(임신의 극히 초기에서는 태아(胎芽)라고 한다)나 융모 조직(장래 태반이 되는 조직)을 꺼내서, 그 세포 속의 염색체를 검사하면, 상당한 빈도로 염색체 이상이 있음을 알 수 있었다. 그 이상 수는 약 25%라고 일컬어지고 있다.

인공 중절은 차치하고, 자연 유산이 전임신의 약 15%에 해당한다고 하면, 전임신에 대한 염색체 이상이 차지하는 비율은 약 4%가 된다. 만일 자연 유산이 20% 있다고 한다면 5%가 된다.

WHO(세계 보건 기관)의 선천 이상에 관한 전문가 회의에서는 출생아에게 나타나는 염색체 이상의 빈도를 1%로 보고 있다. 이 숫자로 보면, 염색체 이상을 낳은 태아(胎芽)나 태아(胎兒)는 그 대부분이 임신 중에 유산되고 그 일부만이 임신 말기까지 살아 남아서 태어난다고 하게 된다.

염색체 이상은 다음에 서술하듯이 선천 이상의 일종으로, 가령 무사히 태어나도 심신 모두에 여러 가지 장해를 갖고 있는 경우를 많이 볼 수 있다. 따라서 이와 같은 이상란은 원래 생존력이 약해서 임신 중부터 유산되는 경향이 있다. 이것은 일종의 '자연 도태'라고 생각할 수 있다. 자연 도태란 약한 것은 사멸하고 튼튼한 것이 생존하는 자연의 법칙를 나타내는 말이다. 따라서 염색체 이상과 같은 이상란은 자연의 힘으로 일찍 처분

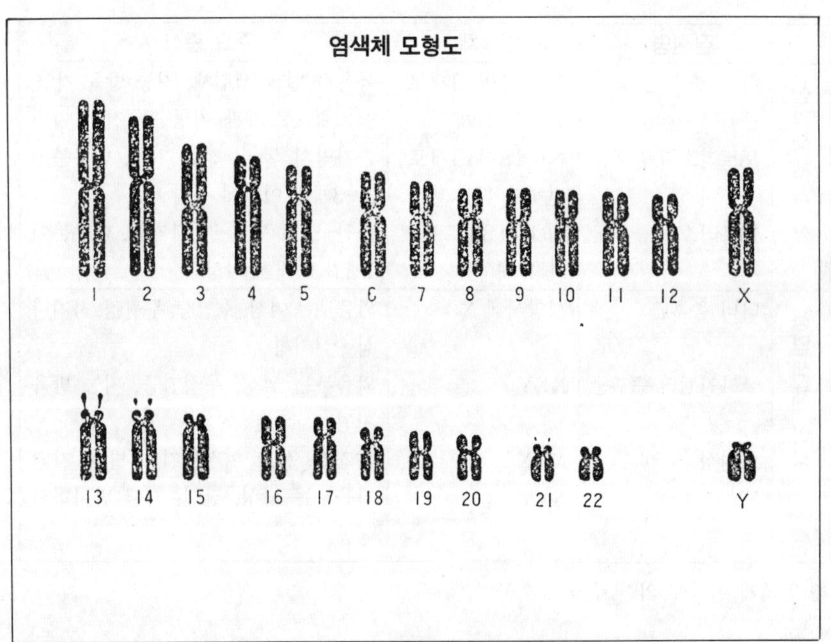

되어 버리는 운명에 있다고 생각할 수 있다.

그럼 염색체 이상이란 무엇인가?

사람의 염색체 수는 상염색체라고 일컬어지는 것이 22쌍, 성염색체로 일컬어지는 것이 1쌍, 합계 23쌍, 46개로 이루어져 있다. 상염색체는 각각 1쌍, 즉 2개씩 1조의 것을 긴 것부터 순서대로 나열해 가서, 1번부터 22번까지의 번호가 붙어 있다.(윗 그림 참조)

성염색체는 1쌍, 즉 2개밖에 없다. 여성의 경우는 2개의 X염색체를 갖고, 남성의 경우는 1개의 X 염색체와 1개의 Y 염색체를 갖고 있다. 따라서 정상의 경우는 여성은 44＋XX, 남성은 44＋XY라고 표현되고 있다. 이 염색체가 상염색체이든 성염색체이든, 그 일부에 이상이 있는 경우를 염색체 이상이라고 한다.

	질환명	염색체	주요 증상
상염색체 이상	다운 증후군(몽고증)	No.21이 3개로, 전체가 47개	특유한 얼굴 생김새, 지능 발육 지연, 심기형·소화관 기형 등 전신 기형
	18트리소미 증후군	No.18이 3개로, 전체가 47개	손가락의 굴곡, 전신 기형, 대부분이 2~3개월 이내에 사망
	13트리소미 증후군	No.13이 3개로 전체가 47개	소안구, 토끼 입술, 다지증. 대부분이 1개월 이내에 사망
성염색체 이상	터너 증후군	성염색체 X	외음부는 여성, 소인증, 무월경, 사지나 심·신기형
	클라인펠터 증후군	XXY	외음부는 남성, 무정자증, 지능 발육 지연
	초여성	XXX	외견은 정상 여성, 지능 발육 지연
	YY 증후군	XYY	외음부는 남성, 장신, 가끔 반사회적 행동

※ 염색체 이상에 의한 주요 증후군

상염색체(常染色體)의 이상

앞에 서술했듯이, 상염색체는 각각 2개가 1조가 되어 짝수 개 있지만, 그중에는 1개밖에 없는 것, 혹은 3개가 1조가 되고 있는 것이 있다. 1개가 빠져 있는 경우는 염색체의 수가 전부 45개밖에 없다. 또한 1조에 3개나 있는 경우를 트리소미라고 하며, 트리소미가 있으면 염색체의 수는 전부 47개가 된다.

상염색체 이상 중에서 가장 대표적인 것은 다운 증후군(몽고증)이라고 하는 것이다. 이것은 21번째의 상염색체가 1개 많아서 트리소미가 되고 있기 때문에 전부 47개가 된다. 다운 증후군은 상당히 많은 것으로 외국에서도 그 발생률은 출생아의 600명에 1명의 비율이 되고 있다. 다운 증후군은 모체의 연령이 높아질수록, 발생률이 높아지는 사실이 알려져 있다. 즉, 29세 이하에는 1,000명에 1명의 비율이, 30~34세에서는 600명에 1명, 35~39세에서는 400명에 1명, 40~44세에 100명에 1명, 45세 이상에서 50명에는 1명이 된다. 29세 이하의 여성이 낳은 다운 증후군 아이의 수에 비해 45세 이상에서는 숫자상으로는 20배의 차이가 있다.

다운 증후군이 어머니의 연령이 높아질수록 증가하는 이유로서는 난소 속의 난자를 낳는 세포의 노령화가 그 이유라고 생각되고 있다. 즉, 난자를 낳는 난모 세포는 염색체가 46개로, 난자를 만들 때 그 수가 반이 되어 23개가 된다. 이 반으로 줄어들 때에 제대로 염색체가 2개로 나누어지지 않고, 한 쪽에 24개, 한 쪽에 22개로 나눠져 버려서, 이 24개의 염색체를 가진 난자가 23개의 염색체를 가진 정자와 수정하면 47개가 되어 버린다. 난모 세포는 늙을수록 이와 같은 이상 분열을 하는 경우가 많기 때문에 트리소미와 같은 이상을 낳는다.

다운 증후군은 지능 발육이 늦고, 또 심기형, 소화관의 기형, 뼈의 이상 등 여러 가지 형태의 기형을 합병하고 있는 경우를 흔히 볼 수 있다. 정신 박약자 수용 시설의 약 10%는 다운 증후군의 환자라고 한다. 이와 같은 수의 이상 외에 염색체의 모양(구조)에 이상이 있는 경우에도 여러 가지 장해가 나타나지만, 발생하는 경우는 드물기 때문에 생략한다. 상염색체 이상의 대표적인 것은 다음 표를 참고하길 바란다.

성염색체(性染色體)의 이상

성염색체 쪽에도, 여러 가지 이상이 나타난다. 성염색체도 정상에서는 1쌍으로, XX면 여성, XY면 남성이라는 사실은 앞에 서술한 대로이다. 이것이 1개 빠져서 X가 1개밖에 없는 경우, 터너 증후군이라고 한다. 외음부는 여성을 나타내고 있지만, 성기의 발육이 나빠서 사춘기가 되어도 월경이 나타나지 않는다. 몸은 일반적으로 작아서 소아 모양이다. 여아 2,500명에 1명의 비율로 볼 수 있다고 한다.

성염색체가 3개 있는 것으로서는 우선 XXY의 조합을 클라인펠터 증후군을 들 수 있다. 외음부는 남성 모양인데, 성장해도 고환의 발육이 나쁘고, 정자를 만드는 힘이 없다. 유두는 오히려 여성 모양이다. 남아 500명에 1명의 비율이라고 한다. XXX로 X가 3개 있는 것은 초여성이라고 한다. 외견은 일반 여성과 다르지 않고, 결혼해서 정상적으로 아이를 출산하는 사람도 있지만, 무월경을 보이는 예도 있다. 여성 1,000명에 1명의 비율이라고 한다.

XYY라고 하는 조합의 사람은 YY 증후군이라고 해서, 남성의 성기는 정상적으로 성생활도 가능하고, 아이가 생기는 사람도 많다고 한다. YY 증후군은 성격 이상이나 정신 장해를 보이는 것이 특징으로, 범죄자를 상당히 많이 볼 수 있다고 한다.

성염색체 이상자에게 공통하는 점은 역시 일반적으로 지능 발육이 늦은 사람이 많다고 하는 것이다. 또한 이와 같은 성염색체의 이상을 낳는 원인으로서는 다음과 같이 설명되고 있다. 즉, 44＋XX의 난모 세포에서 22＋X의 난자가 태어나는데, 22＋O(O는 성염색체가 빠져 있는 의미)혹은 22＋XX와 같은 이상 난자가 발생하는 경우가 있다. 마찬가지로 44＋XY의 정모 세포(고환 속의 정자를 낳는 세포)에서 22＋X 및 22＋Y의 정자가 태어나는데, 22＋YY 등의 이상 정자가 생기는 경우가 있다. 이와 같은 성염색체 이상의 난자나 정자가 정상 난자나 정자와 수정하거나 또 이상끼리 수정하면 여러 가지 조합의 성염색체 이상이 생긴다. 따라서 그 중에는 XXXX, XXYY 등의 것도 나타나는 경우가 있다.

성염색체 이상의 대표적인 것은 다음 표와 같다. 그런데 염색체 이상과 유산의 이야기로 돌아가 보자.

유산물의 검사에 의해 발견된 염색체 이상 중, 약 1/2은 트리소미, 즉 어느 염색체의 1조가 3개로 되어 있는 것으로, 약 1/3은 염색체의 수가 69개(3배체라고 한다), 92개(4배체라고 한다)와 같이, 터무니 없이 많은 것이라고 한다. 이 중 트리소미는, 특히 초기 유산에 많이 볼 수 있다고 한다. 모노소미 중에서는 XO, 즉 터너 증후군이 많다고 한다. 또한 3배체 중에는, XXY, XXX, XYY의 순으로 성염색체의 이상을 볼 수 있다고 한다.

어느 학자의 연구에 따르면, 임신 4주 이전의 유산에서는 약 50%에, 9~16주에서는 약 6%에 염색체 이상이 인정되었다고 한다. 이 숫자가 모든 경우에 적용되느냐 어떠냐는 차치하고, 적어도 염색체 이상은 임신 초기일수록 발생률이 높고, 임신 기간이 경과할수록 그 비율이 현저하게 감소해 간다고 하는 사실을 말할 수 있다.

이와 같은 사실에서, 최근에는 산부인과의의 일부에는 '자연 유산을 일으키는 임신은 원래 태아에게 이상이 있을 가능성이 크기 때문에 오히려 치료는 하지 않고, 자연에 맡기고 유산하는 것은 시켜 버리는 편이 좋다'고 하는 의견조차 나오고 있다. 염색체에 이상이 있는 듯한 것을 무리해서 살려냈다고 해도, 결국 선천 이상아가 태어날 뿐이기 때문에 오히려 위험하다고 하는 것이다.

확실히 이 의견도 이유가 있음에는 틀림없다. 그러나 역시 많은 산부인과의는 다음과 같이 말하고 반론하고 있다.

"자연 유산의 증상이 나타났다고 해서, 그것이 염색체 이상에 의한 것인지 어떤지, 유산하기 전에 검사할 수 없다. 또한 염색체 이상에 의하지 않는 유산도 많이 있다. 그렇다고 한다면, 우선 유산을 치료하는 의미에서 치료에 전념하는 것이 의사로서의 의무이다.”

실제 문제로서, 대부분의 의사가 유산에 대해서 예방이나 치료의 처치를 강구하고 있다. 그 결과, 결국 유산해 버렸다고 해도, 그 유산한 것을 정밀 검사하지 않는 한, 염색체 이상이었는지 어떤지 모르지만, 실제로 그와 같은 검사를 하는 것은 전문 연구자와 특수한 설비를 갖추고 있는 곳에서 밖에 할 수 없다. 또한 가령 검사를 해서 염색체 이상이라고 하는 결과가 나왔다고 해서 다음 임신 때에 같은 일이 일어날지 어떨지는 별개 문제로, 반드시 더 이상 임신하지 않는 편이 좋다고 하는 이유는 되지 못한다.

또한 임신 경과에 전혀 이상이 없고, 유산·조산의 징조조차 전혀 볼 수 없었을 경우라도, 염색체 이상 그 밖의 선천 이상아가 태어나는 경우는 얼마든지 있다. 그런 점에 아직 진단의 어려움의 문제가 있다. 태아에게 염색체 이상의 의심이 있을 경우에는, 임신 중에 양수 검사를 하면 알 수 있다고 생각될지도 모른다. 그러나 양수 검사에도 여러 가지 문제가 있다. 양수 검사는 어느 정도 양수의 양이 늘어난 시기, 즉 임신 4개월이 되지 않으면 할 수 없다. 염색체 이상에 의한 자연 유산의 대부분은 이미 그 전에 일어나기 때문에 시기적으로 맞지 않는다.

그것보다도 문제가 되고 있는 것은 만일 양수 검사에서 염색체 이상이 발견되었다고 해도 그것을 인공 중절해 버리는 행위가 인도적으로 허락되는 일이냐 어떠냐 라고 하는 점이다. 이 점에 관해서는 마치 불임증에 있어서 인공 수정과 같이 의학면 뿐만 아니라 도덕적, 종교적, 혹은 법률적인 문제가 많이 있다. 뱃속의 아이에게 이상이 있으면, 그런 아이는 낳고 싶지 않다고 하는 모친의 생각이 틀리는지 혹은 부득이한 것인지라고 하는 점에 대해서는 의사 사이에서도 여러 가지의 의견이 있어 반드시 일정하지 않다.

이와 같이 양수 진단의 평가는 아직 여러 가지로, 앞으로의 검토를 요하는 문제가 많이 있는 것이 부득이한 현상이다.

모체(母體) 쪽에 원인이 있는 유산

염색체 이상의 문제는 이것으로 일단락 짓기로 하고, 그 이외의 원인에 대해서도 생각해 보자. 앞에서 모체속에 원인이 있는 경우는 멈출 수 있는 유산이 많다고 하는 사실을 서술했다. 그 점에 대해서도 조금 자세히 설명하고 싶다.

예를 들면, 난소 호르몬의 분비 이상, 특히 황체 호르몬의 부족으로 인해 일어나는 유산에 대해서는 황체 호르몬 요법에 의해 치료할 수 있는 경우를 생각할 수 있다. 자궁근종이 있어서 그 때문에 절박 유산의 증상을 보이고 있으면, 자궁근종을 제거하는 수술을하는 방법을 생각할 수 있다. 또한 이전에 임신했을 때에, 경관 무력증으로 유산했다고 한다면, 이번에는 적당한 시기에 경관 봉축술을 하는 방법을 고려할 필요가 있다.

고혈압, 만성 신염, 당뇨병 등의 질환을 합병하고 있는 경우에는 그 병에 대한 적극적인 관리에 의해, 태아에 미치는 영향을 최소한으로 하는 방법을 생각하는 것이 제일이다. 그러나 모체측에 이상이 있는 사실이 분명하다고 해도, 반드시 그것을 치료해서 유산을 저지할 수 있다고는 할 수 없다. 증상의 항에서 서술한 것 같은, 유산이 이미 치료할 수 없는 단계까지 진행해 있는 경우에는 가령 원인이 확실해도 이번의 유산에 대해서는 확실한 처치법은 없다. 다만 다음 번의 임신까지 그 원인을 제거하거나, 합병하고 있는 질환을 개선시키거나 해서, 좋은 조건으로 가져

174

갈 수는 있다.

유산이 일어났을 경우라도, 그 때의 상태, 즉 임신 경과, 유산의 시기와 그 증상, 그 때에 실시한 제검사 등을 종합 판정하는 것이 중요하다. 이렇게 함으로써, 가령 유산의 원인을 완전히 알 수 없더라도, 다음 임신에 대한 대책이나, 마음 가짐을 상당한 정도로 준비할 수 있기 때문이다.

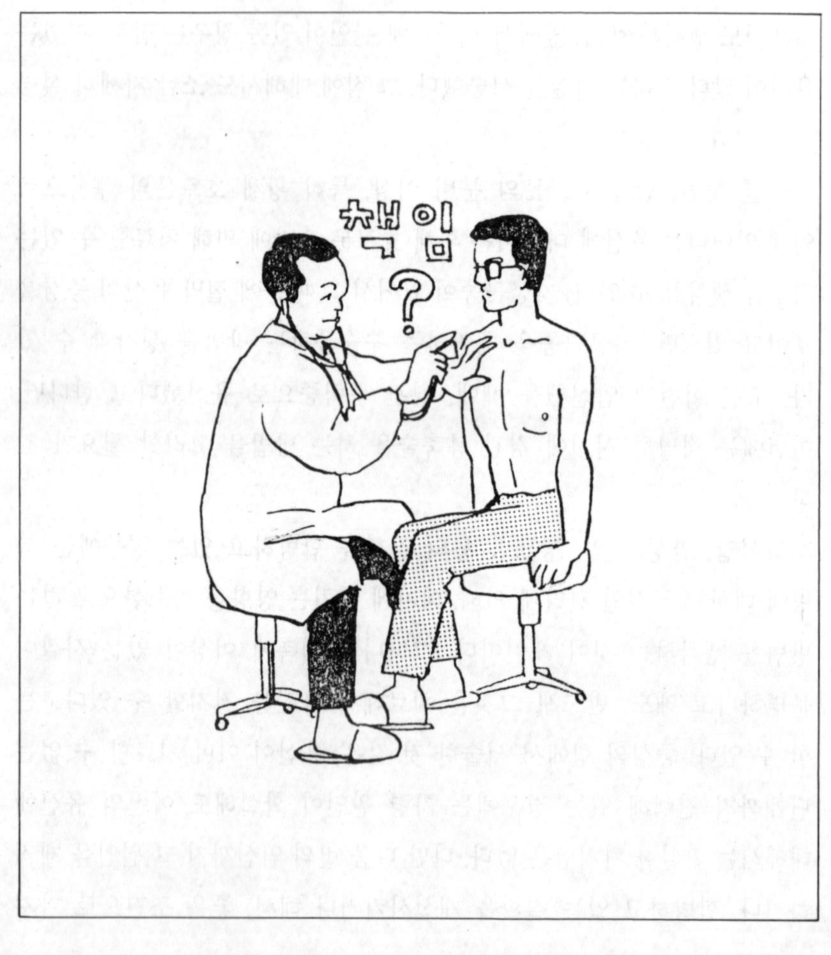

제 6 장

특수한 유산・조산

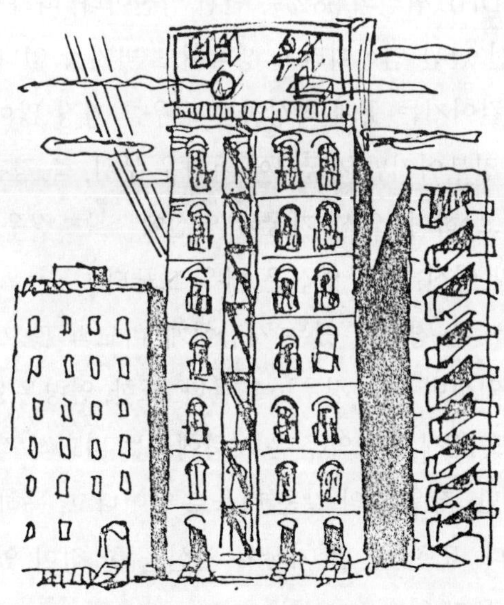

□자궁외 임신

　월경이 늦어서 임신한 것이 아닐까 라고 생각하고 있는 사이에 가끔 하복통을 느끼게 되고, 동시에 출혈이 시작되면 유산이나 자궁외 임신을 생각해야 한다. 출혈이 강해서 쇼크 증상을 일으키면, 수술을 할 수 있는 병원으로 가능한 한 빨리 데려 간다. 그러나 이와 같은 격렬한 증상이 갑자기 나타나는 경우는 드물고, 반드시 그 징조가 있을 것이다.

　자궁외 임신이란 수정란이 자궁내막에 착상하지 않고 문자 그대로 자궁 이외의 장소, 예를 들면 난관이나 난소, 복막에 착상해서 발육하는 것을 말한다. 착상한 장소에 따라서 난관 임신, 난소 임신, 복강 임신 등으로 나누지만, 자궁DHL 임신의 98%는 난관 임신이다. 따라서 자궁외 임신이라고 하면, 우선 난관 임신이라고 생각해도 별지장 없다. 난관 중에서도 팽대부라고 일컬어지는 곳에 착상하는 경우를 가장 많이 볼 수 있다. 이 이외에 자궁의 일부이지만 자궁구에 가까운 부위, 즉 경관에 착상한 것을 경관 임신이라고 하며, 역시 자궁외 임신에 넣는 경우가 있다. 그러나 난소 임신, 복강 임신, 경관 임신은 매우 드물다.

　한 번 출산을 한 경험이 있는 사람에게 비교적 많고, 최초의 임신이 갑자기 자궁외 임신이 되는 경우는 드물다. 또한, 연령은 30~35세에 가장 많이 볼 수 있고, 25세 이하의 젊은 사람에게는 비교적 적다고 한다. 난관은 좌우에 있지만, 좌우 거의 같은 비율로 일어나고, 특히 어느 쪽이 많다고 할 수는 없다. 또한 한 번 자궁외 임신을 한 적이 있는 사람이 다시 하는 경우도 드물지 않다.

원인(原因)

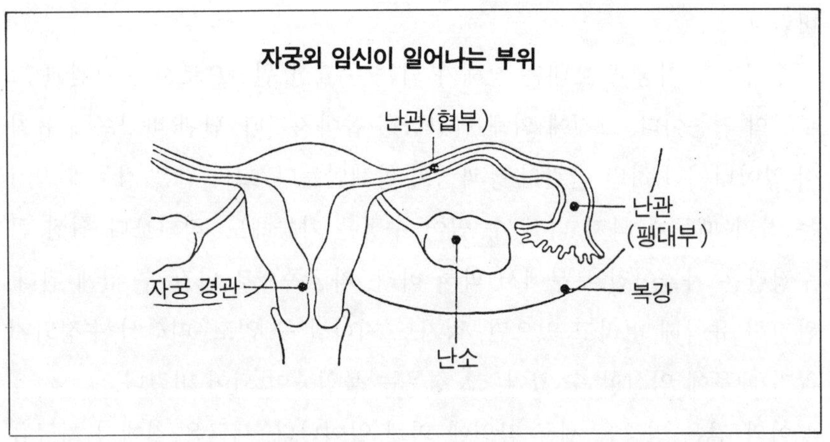

  난관의 선단 가까운 팽대부라고 일컬어지는 넓은 곳에서 수정한 수정란
은 세포 분열을 계속해서 커지면서 2,3일 사이에 난관강을 내려가 자궁강
에 나타나고, 그리고 수정후 약 1주일만에 자궁내막에 착상한다. 난관은
장과 마찬가지로 연동 운동을 하기 때문에 그것에 의해 수정란이 자궁강
쪽으로 옮겨진다고 생각되고 있다. 그런데 이것이 뭔가의 원인으로 난관
운동에 장해가 일어나거나, 혹은 난관강이 가늘어져서 지나가기 어려워져
있을 때는 그 때문에 시간이 걸려서 수정란은 자궁까지 다다르기 전에
난관벽에 착상해서 그곳에서 발육을 시작한다.

  수정란이 자꾸자꾸 분열을 계속해서 이윽고 바깥쪽으로 융모라고 불리
는 모근과 같은 가는 수많은 돌기를 뻗고 자궁내막에 이르면 내막 속에
그 뿌리를 내려서 정착한다. 이것이 착상이다. 그런데 수정란이 난관 속을
지나 빠져 나갈 수 없어 우물쭈물하고 있으면 알은 성장해서 융모가 생기
고, 난관의 점막 속에 착상해 버린다고 한다. 그러나 난관은 수정란이
발육을 계속할 수 있을 만큼 넓은 장소가 없기 때문에 수정란이 커지면,
난관의 선단부터 복강 속에 유산해 버리든가, 혹은 난관 자체가 파열해

버린다.

수정란을 자궁에 보내는 장해가 되는 주요한 원인으로서는 난관과 그 주위의 염증이다. 그것에 의해 난관강이 좁아지거나, 난관 바깥쪽에 유착이 일어나거나 하면 난관의 통과성이 방해받는다. 그와 같은 경우에 정자는 작기 때문에 빠져 나갈 수 있어 수정은 가능해도, 정자보다 훨씬 큰 수정란은 가늘어진 부분에서 막혀 버려, 자궁쪽으로 나갈 수 없게 된다. 완전히 유착해 버리고 있으면, 정자도 지나갈 수 없고, 따라서 수정되지 않기 때문에 임신할 수 없어, 그 경우는 불임증이 되어 버린다.

이와 같은 염증은 세균 감염에 의해 일어난다. 세균은 질에서 자궁을 거쳐 난관에 도달하는 경우와, 복강의 염증이 난관에 파급해 오는 경우가 있다. 세균의 종류는 일반 세균의 경우도 많고, 또한 임균이나 결핵균 등과 같은 특수한 균에 의해 일어나는 경우도 있다. 옛날에는 임질이 많아 만성 임균성 난관염에 의한 경우가 많이 있었지만, 최근에는 임질 그 자체가 매우 적어졌기 때문에 자궁외 임신도 줄어든 것 같다.

이와 같은 염증의 원인으로서는 보통 볼 수 있는 자궁 내막염이나 난관염에 의한 것 이외에, 복막염도 들 수 있지만, 최근 문제가 되고 있는 것이 인공 임신 중절을 받은 후의 자궁외 임신의 증가이다. 중절한 후는 항생물질 등을 충분히 사용해서 염증 예방에 노력할 필요가 있지만, 그래도 어느 정도의 염증이 난관에까지 미치는 경우가 많고, 그것이 중절 후에 자궁외 임신이 다발하는 원인이 되고 있다고 생각된다.

증상

자궁외 임신의 증상이 나타나는 법은 여러 가지로, 비교적 일찍부터 증상이 확실한 것도 있지만 좀체로 확실한 증상이 나타나지 않는 경우도 있다. 어쨌든 임신 2~3개월 중에 좁고 얇은 난관벽에서는 태아나 태반이 커질 수 없고, 출혈이 일어나고 난관벽으로부터 벗겨져서 태아는 죽고, 난관 속에 출혈이 막혀 덩어리가 되어, 그것이 복강으로 밀려 나와서 난관 유산이 되거나 혹은 난관벽이 찢어져서 튀어 나가 난관 파열이 된다.

자궁외 임신의 환자를 잘 관찰해 보면, 예정 월경이 늦어 임신이 의심되면 곧 하복통과 가벼운 출혈이 일어난다. 복통은 처음에는 그다지 격렬하지 않지만 항문 쪽으로 퍼지는 느낌이 난다고 하는 것이 특징적으로, 보통의 유산과 다른 점이다. 마침 기초 체온을 재고 있는 경우에는 계속 고온기가 계속되고 있기 때문에 보통의 임신과 같은 경과를 보이는 경우가 많지만 소변의 임신 반응을 조사하면 양성인 경우도 음성인 경우도 여러 가지이다. 이와 같은 시기에는 일반 유산과 구별하기가 상당히 곤란하고 확정 진단을 하기 어려운 경우도 가끔 있다.

자궁외 임신은 갑자기 복강 내에 대출혈해서, 그 때문에 격렬한 복통을 호소하고, 혹은 쇼크 증상을 보여서 병원으로 실려 오는 것이라고 생각하고 있는 사람이 많은 듯한데, 이것은 난관 파열이 일어났을 경우이다. 이와 같은 전형적인 증상이 일어나는 사람은 오히려 적고, 대부분의 경우는 앞에 서술했듯이, 콕콕하는 통증과 가벼운 출혈이 언제까지나 계속되고, 그 사이에 자궁외 임신이라고 진단받는 경우를 흔히 볼 수 있다. 물론 이 경우도 언제까지나 방치해 두면 결국은 출혈에 의해 쇼크 증상을 일으키는 듯하게 된다. 자궁외 임신의 경과와 증상을 정리하면 다음과 같이 된다.

난관 임신으로, 난관 유산을 일으키는 경우 : 앞에 서술했듯이, 여기에서 말하는 유산이란 보통의 유산이라고 하는 의미와는 달리 난관 선단에 가까운 팽대부에 착상한 것이 발육 도중에서 난관 선단에서 복강쪽으로 벗겨져 떨어져 버리는 경우이다. 그리고 증상도 서서히 시작되고, 일반적으로 경과가 길어 진단이 어렵다. 자궁외 임신중에서 가장 많이 볼 수 있다. 그러나 오랫동안에는 하복통도 더하고 빈혈도 강해진다.

난관 임신으로, 난관 파열을 일으키는 경우 : 난관의 가장 가는 부분, 즉 자궁에 가까운 협부라고 불리는 부분에 착상하면 난관은 그다지 넓어지지 않을 뿐만 아니라 수정란도 그 장소 이외로는 움직일 수 없기 때문에 그곳의 난관벽을 찢어 버리게 된다. 이것이 난관 파열이다. 그 때문에 찢어진 장소로부터 자꾸자꾸 출혈하기 때문에 복강에는 많은 혈액이 고여서 환자는 급격히 빈혈 상태가 되어 쇼크에 빠진다.

난소에 착상했을 경우 : 난소 속에서 임신이 일어나는 경우로, 실제로는 매우 드문 것이다. 난관내의 자궁외 임신이 난소 표면에 벗겨져 떨어져서 그곳에 달라붙어 생기는 경우도 있다고 생각되고 있다. 증상은 난관 임신의 경우와 거의 같다.

복강에 착상했을 경우 : 난관 속의 자궁외 임신이 밖에 벗겨져 떨어져서, 복막 표면에 다시 착상하여 발육하는 경우가 있어 이것을 복강 임신이라고 하지만, 난소 임신과 마찬가지로 극히 드문 경우이다. 복강 임신도 다른 자궁외 임신과 마찬가지로 곧 태아는 죽어 버리는 것이 보통이지만 때로는 태반이 복막에서 장관, 자궁, 대망 등의 표면으로 퍼지고 태아는 임신 후기까지 크게 성장하는 경우가 있다. 물론 수술을 하지 않으면 태아를 꺼낼 수 없다.

자궁 경관에 착상했을 경우 : 같은 자궁이라도 자궁강을 빠져 나가서 경관 내면에 착상하는 경우가 있어, 이것을 경관 임신이라고 한다. 이것은 자궁외 임신이라고 하기 보다도, 다음에 서술하는 전치(前置) 태반에 가까운 것이라고도 생각할 수 있다. 경관도 상당히 가는 장소이기 때문에 태아는 커질 수 없고, 그 사이 출혈을 일으킨다. 경관 임신도 갑자기 대출혈을 일으키는 경우가 있어 매우 위험하지만 역시 빈도는 상당히 적다.

진단과 치료 : 난관 임신의 초기 단계에는 이미 가벼운 복통이나 출혈이 시작되고 있어도, 자궁외 임신이라고 진단하는 것은 전문의라도 상당히 어려운 일이다. 출혈이나 복통이 수주일이나 계속된 단계라도 자궁 내의 보통 유산으로 착각하고 소파 수술을 받아도 출혈이 멈추지 않아, 자궁외 임신이라고 밝혀진 경우도 상당히 있다.

자궁외 임신은 장소 여하를 불문하고, 어쨌든 수술을 해야 한다. 보통은 난관 임신이기 때문에 난관을 제거한다. 빈혈이 강하거나, 쇼크를 일으키고 있을 때는 우선 수혈을 하고 나서 수술을 실시한다. 강한 하복통이 갑자기 있고 쇼크 증상을 일으키면 난관 파열을 일으키고 있는 경우가 많기 때문에 한시라도 빨리 수술을 하지 않으면 생명의 위험이 있다.

자궁외 임신으로 사망하는 사람의 수는 분만시의 출혈이나 임신 중독증에 이어서 임산부 사망 원인의 제3위에 있다. 자궁외 임신은 수술만 하면 완전히 치료된다. 단, 수혈을 받은 경우에는 혈청 간염의 병발을 경계하고, 3개월 간은 주의할 필요가 있다.

한 쪽의 난관을 적출해도 반대쪽의 난관에 이상이 없으면, 정상 임신을 다시 기대할 수 있다. 사실 자궁외 임신 후에 아이를 몇 명이나 낳은 사람도 많이 있다. 그러나 때로는 두 번 계속해서 자궁외 임신을 반복하는

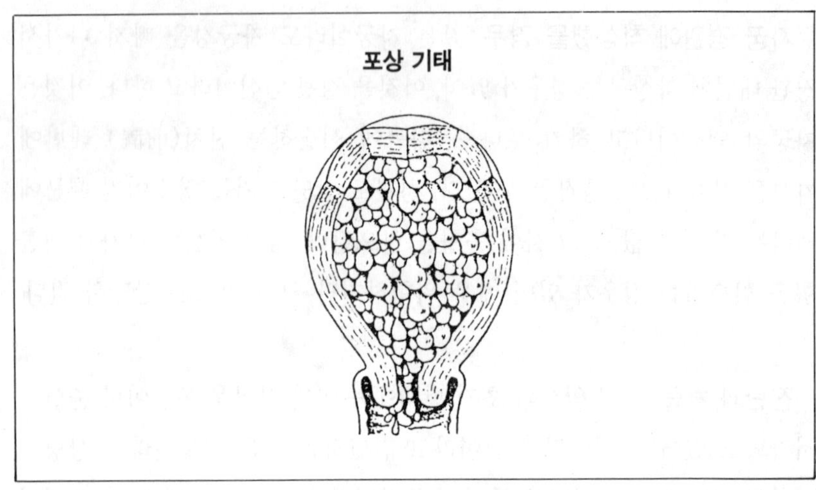

불행한 사람도 있다. 양쪽의 난관을 제거하면 불임증이 되어 버리기 때문에 난관을 남겨 두는 수술, 마치 불임증 환자에 대한 난관 형성술과 같은 방법을 실시하는 경우도 있다. 경관 임신의 경우는 자궁을 적출해야 하는 만큼 출혈이 심한 경우가 많아, 난관 임신의 경우보다는 수술의 규모가 커진다.

□포상 기태(胞狀奇胎)

자궁 속에 무사 착상한 수정란은 그 표면으로부터 많은 가는 모근과 같은 융모를 내보내서 자궁 점막 속에 뿌리를 내리고, 모체로부터 영양을 섭취한다 이것이 태반의 형성 초기가 된다.

태반이 정상적으로 발육해 가는 경우, 이 융모가 토대가 되어 자궁 내막과 확실히 조합해서 임신 4개월 말경까지는 태반으로서 완성한다. 그러나 이 융모가 뭔가의 원인으로 변성해서 연어알이나 포도 알맹이와 같은 액체가 든 작은 주머니가 되어 자궁 속을 가득 채우게 된다. 그리고 태아는 자라지 못하고 도중에서 사라져 버린다. 이것이 포상 기태라고 일컬어지는 것이다.

원인

포상 기태가 생기는 원인에 대해서는 잘 모르지만, 최근에는 다음과 같이 생각되고 있다. 우선 수정란 어딘가에 이상이 있어서 태아가 임신의 비교적 빠른 시기에 죽어 버린다. 이 경우는 유산해 버리는 것이 보통이지만, 가끔 유산이 일어나지 않고 융모 조직만이 생존했을 경우 이와 같은 색다른 형태를 취하고 이상 증식을 한다고 한다. 말하자면 융모 조직의 계류 유산이라고 하는 생각이다.

포상 기태는 어떤 이유인지 잘 모르지만, 동양인에게 상당히 많고, 백인에게는 매우 적다. 포상 기태는 비교적 고년의 경산부에게 볼 수 있다고 하는 것이 종래의 상식이었다. 따라서 40세 전후에 임신하는 것은 좋지 않다고 하는 이유의 하나로도 들어지고 있었다. 그러나 최근에는 25세 전후의 젊은 여성에게도 상당히 많이 볼 수 있고, 또 첫임신 때에도 볼 수 있는 경우가 많아졌다고 한다.

증상

임신 초기에 있어서는 보통 임신과 별로 다르지 않지만, 그 사이 조금씩 출혈 증상이 나타나서 절박 유산이 아닐까 라고 생각되게 된다. 그 후 자궁의 발육은 급격히 진행해서, 임신 3개월에 이미 5개월 정도의 크기가 되는 경우가 있고, 혹은 또 반대로, 언제까지나 별로 커지지 않아, 발육이 정지된 것이 아닐까 라고 생각되는 경우도 있다. 입덧이 강하고, 임신 악저라고 일컬어지는 증상을 보이는 경우가 있다. 또한 단백뇨나 하지의 부종 등 임신 중독증 증상을 볼 수 있는 경우가 있다.

출혈이 지속되기 때문에, 대부분의 환자가 강한 빈혈에 빠진다. 또 흔히 난소가 붓는다. 이런 증상들은 환자에 따라서 많이 나타나는 경우도 있고, 또 그 중의 하나나 두 개밖에 나타나지 않는 경우도 있어, 여러 가지이다. 포상 기태를 그대로 방치해 두면 언젠가는 자연히 유산의 형태로 배출되어 버린다. 또한 유산해야 비로소 포상 기태였음을 알 수 있는 경우도 가끔 있다. 단, 자연히 유산하는 경우, 때로 대출혈을 수반하는 경우가 있기 때문에, 그와 같은 때는 매우 위험하다.

진단

포상 기태가 의심되는 경우는 소변의 임신 반응을 한다. 임산부의 소변 중에 나오는 태반 호르몬, 즉 융모성 고나드트로핀의 양이 정상 임산부에 비해, 때로 몇 십 배 몇 백 배라고 하는 높은 수치를 보이는 경우가 있어 그것만으로도 포상 기태가 의심된다. 이 검사는 포상 기태의 진단 중에서도 가장 중요한 것의 하나이다.

또한 정상 임산부에서는 임신 3개월에 초음파 도플러법으로 태아의 심음이 들려야 하는 시기가 되어도 심음이 들리지 않는 경우도 큰 참고가 된다. 최근에는 임신 2~3개월 정도부터 초음파 단층법으로 태아의 사진을 찍을 수 있게 되었기 때문에, 그 사진에 의해 확실한 진단을 할 수 있게 되었다. 단, 드물게 부분 포상 기태라고 해서, 태아가 생존한 포상 기태를 볼 수 있는 경우가 있다. 그와 같은 때에는 진단이 어려워진다.

자궁외 임신과 다른 점은 자궁외 임신의 경우는 자궁 자체는 거의 크기가 변하지 않지만 포상 기태는 일반 임신과 마찬가지로 자궁이 커지고

있다는 점이다. 어쨌든 이 3자의 감별 진단은 중요하기 때문에 그 항에서
자세히 설명한다.

치료

포상 기태라고 진단받았을 경우는 가능한 한 빨리 자궁속을 완전히
소파해서 깨끗이 해야 한다. 자궁이 큰 경우는 대출혈을 수반하는 경우가
있기 때문에, 언제라도 응급 처치를 할 수 있는 병원에서 실시할 필요가
있다. 소파 수술에 의해 나온 것을 보면, 진단은 최종적으로 확실하다.
포상 기태라고 확정되면, 만일의 남겨짐을 막기 위해서, 그 후 1주일 지나
고 나서 다시 한 번 소파 수술을 할 필요가 있다.

이 병의 무서운 점은 병적으로 변화한 융모 세포의 일부가 남으면 장래
암과 같이 악성도가 높은 융모상피종이라고 하는 종양이 되는 경우가
있다. 따라서 포상 기태를 완전히 제거하기 위해서 재소파를 실시한다.
융모상피종은 때로는 정상적인 임신이나 유산으로부터 일어나는 경우도
있지만, 그것은 극히 드물고 대부분이 포상기태 후에 생긴다. 자궁 뿐만
아니라 폐, 뇌, 간장, 질벽, 외음 등에 전이할 비율이 높고, 생명을 빼앗는
경우가 있어, 이 종양은 암보다 오히려 악성이라고 조차 일컬어지고 있
다.

병후의 감시

수술 후에는 처음 2개월은 요중의 호르몬 양을 2주일마다 측정하고,
그 후 적어도 1년간은 1개월에 1번 측정해야 한다. 포상 기태를 수술한
후, 보통 4~6주간 정도 요중의 융모성 고나드트로핀은 음성이 된다. 양성
이 오래 계속되거나 한 번 음성이 된 것이 다시 양성이 되는 것은 좋은

징조가 아니다.

최근에는 메소트레키세이트, 빈블라스틴, 액티노마이신D 등 훌륭한 약제가 여러 가지 개발되어, 포상 기태 수술 후의 악성화 예방이나 치료에 이용되고 있다. 또한, 기초 체온을 측정하는 것도 중요하다. 이것은 재발 하면, 체온의 이상성(二相性)이 무너지기 때문에, 이것에 의해 조기 발견 할 수 있는 점과, 포상 기태 후, 적어도 1년간은 피임을 필요로 하지만, 그만 깜박 임신해 버렸을 경우, 재발과 구별하는데 도움이 되는 점 때문이 다.

소파 수술 후 출혈이 언제까지 계속되거나, 임신 반응이 언제까지 양성 이거나 했을 때 만일 아이가 있어, 다음 출산을 원하지 않는 경우에는 오히려 자궁째 전부 적출해 버리는 편이 안전하다고 생각된다. 어쨌든 전문의가 걱정말라고 할 때까지 계속해서 진찰을 받을 필요가 있다.

□상위 태반 조기 박리(常位胎盤早期剝離)

분만 때에는 태아가 분만되고, 그 후에 태반이 천천히 나오는 것이 보통이다. 그것이 모체에 병이 있거나 외부로부터 충격을 받으면 태아의 분만전에 태반이 벗겨져 버리는 경우가 드물게 있어 이것을 상위 태반 조기 박리(또는 정상위 태반 조기 박리)라고 한다. 벗겨지는 경우는 위험 을 수반한다.

증상

전형적인 증상으로서는 갑자기 복통이 일어나고 복벽이 판자와 같이 딱딱해지고, 누르면 격렬한 통증이 있다. 식은땀을 흘리고, 안면이 창백해

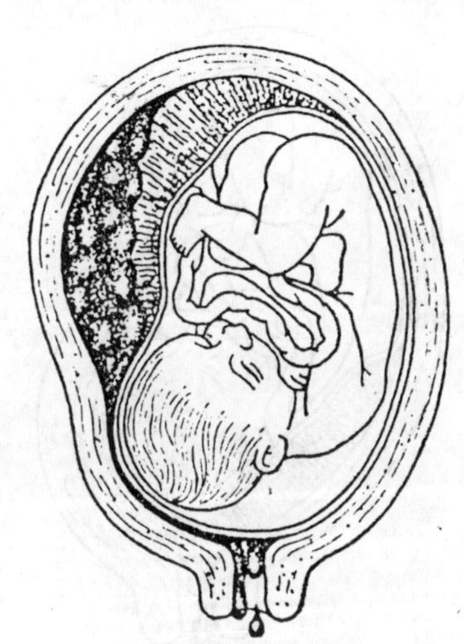

상위 태반 조기 박리
(태반의 위치는 올바르지만, 분만전에 태반이 벗겨져 버린다)

져서 쇼크 상태가 된다. 자궁과 태반 사이에 일어나는 출혈은 질에서 밖으로 흘러나오는 경우도 있고, 고인 채 나오지 않는 경우도 있다. 자궁 내에는 대량으로 출혈하고 있다.

원인

출산 횟수가 많아질수록, 또는 연령이 높을수록 빈도는 높아진다고 한다. 원인으로서는 중증 임신 중독증 때에 가장 일어나기 쉽고, 그 외 복부를 세게 때리거나 높은 곳에서 떨어지거나 심한 기침 등으로 급격히 강한 복압을 가하거나 했을 때도 일어난다고 한다. 그러나 경과가 순조로 왔던 임신에 갑자기 일어나는 경우도 많아, 원인 불명의 경우도 적지 않다.

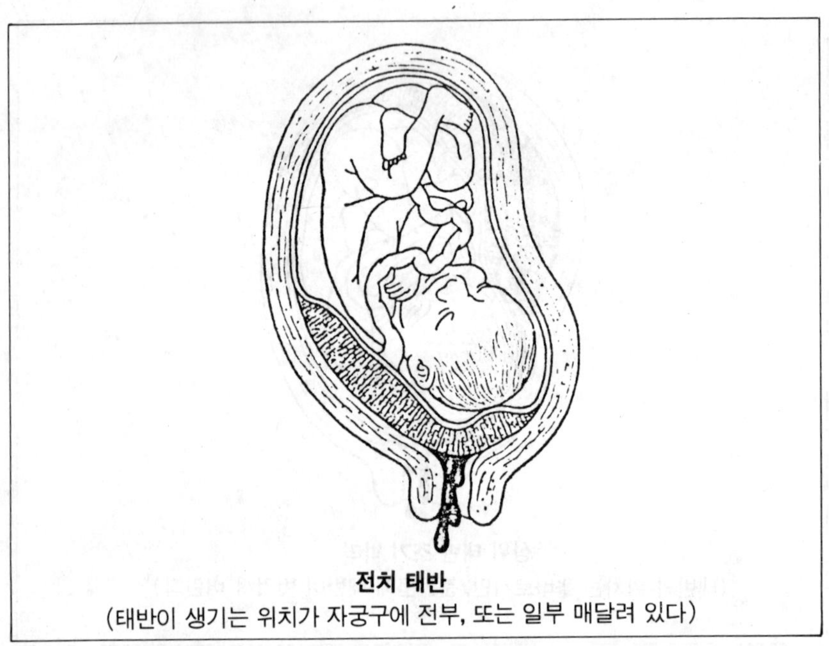

전치 태반
(태반이 생기는 위치가 자궁구에 전부, 또는 일부 매달려 있다)

태반이 박리되면, 태아는 태반을 통해서 산소와 영양을 공급 받을 수 없기 때문에 거의 사망하고, 모체도 대량의 출혈 때문에, 생명의 위험에 노출된다.

진단

이 병은 갑자기 일어나기 때문에 빨리 진단하고, 제왕 절개 등의 긴급 처치를 할 필요가 있지만, 실제 문제로서 증상이 격렬하기 때문에, 증상을 보았을 뿐으로 곧 진단하는 것이 보통이다. 특히 출혈과 복통이 격렬하고, 태아의 심음이 들리지 않는 경우는 진단이 용이하다.

치료

진단하자마자 수혈 그 외, 쇼크의 처치를 충분히 한 후에 대개는 제왕절개로 태아와 박리된 태반을 꺼낸다. 태아나 태반을 꺼내고 나서, 출혈이 멈추지 않는 경우에는 자궁을 적출하는 수술을 하는 경우도 있다. 다행히 자궁도 남길 수 있고 그 후의 경과도 순조롭고 달리 합병증을 일으키는 일도 없이 완전히 건강을 회복하면 또 다음의 임신·출산을 기대할 수 있다.

□ 전치 태반(前置胎盤)

보통 태반이 부착해 있는 위치는 자궁을 3등분으로 나눈 경우의 상부 2/3, 즉 자궁구로부터는 떨어진 안쪽에 붙어 있는 것이 대부분이지만, 이 위치가 자궁구의 일부 또는 그 전부에 걸쳐 있는 것을 전치 태반이라고 한다.

증상

전치 태반의 특징은 임신 후기에 통증이 없는 출혈이 갑자기 있고, 그 후 조금씩의 출혈을 반복하는 것이다. 진통이 일어나고 나서 비로소 전치 태반이 발견되는 경우도 흔히 볼 수 있다. 조산의 경우는 하복통(자궁 수축)과 함께 출혈이 있고, 그 점이 전치 태반과 다르다.

자궁구와 태반 사이에 다소의 틈이 생겨 그곳에서 출혈하는 것이라고 생각된다. 태반의 부착 부위는 임신 초기부터 정해져 있기 때문에 임신 초기부터 출혈이 있어도 괜찮다고 생각되지만 실제로는 임신 전반기에 출혈을 보는 것이 보통이다. 때로는 진통이 시작되고 나서 이상 출혈 증상이 나타나는 경우조차 있다. 출혈이 많으면 모체도 위험하지만, 태아도 강한 빈혈을 일으키는 경우가 많아, 어머니와 아기 모두 매우 위험한 상태가 되는 경우가 있다.

전치 태반이 발증하는 원인은 잘 모른다. 본래, 자궁의 안쪽에 착상해야 하는 수정란이 그곳에 착상할 수 없어 자궁구에 가까운 부분에 착상해서 발육해 버린 것이지만, 자궁내막의 염증이나, 수술에 의한 손상도 그 원인이라고 생각되고 있다. 그러나 최초의 임신 때에도 일어나는 경우가 있기 때문에 반드시 그것만이 원인이라고도 말할 수 없다.

검사와 진단

임신 중에 통증을 수반하지 않는 출혈이 있고, 특히 그것이 선홍색의 혈액으로 출혈량이 많으면, 전치 태반의 가능성이 크다. 또한, 분만 개시 징조의 출혈은 양이 적고, 약간 갈색을 띠고 있는 것이 보통이지만, 양이 많고 색이 선명하면 전치 태반이 의심된다. 최근에는 초음파 도플러법으로 태반 혈행이 들리는 장소를 조사하거나 초음파 단층법으로 태반이 붙어 있는 위치를 찍어 내거나 해서 비교적 확실히 알 수 있다.

치료

전치 태반이라고 생각되면 언제 대출혈이 있을지 모르기 때문에 곧 입원한다. 전치 태반과 조산과는 특별히 관계는 없지만 아직 분만 예정일이 많이 남은 시기에 전치 태반의 증상이 나타나고, 더구나 출혈이 심한 경우에는 모체 생명의 위험을 생각하고, 제왕 절개 등의 방법으로 태아의 만출을 하게 된다. 따라서 결과적으로 인공 조산이 많아진다.

만일 출혈이 별 것 아니고, 안정을 취하면서 상황을 볼 수 있는 듯하면, 태아의 발육을 기다려서 자궁외의 생활이 가능한 만큼 커지면 적당한 시기를 봐서 출산시키지만, 그 때 자연 분만이 가능한지 제왕 절개에 의할지는 태반이 달려있는 위치에 의해 결정된다. 전치 태반 후는 모체도 신생아도 빈혈인 경우가 많기 때문에 그 치료도 필요하다. 제왕 절개를 실시한 경우라도, 경과에 특별히 이상이 없으면 또 다음의 임신을 기대할 수 있다.

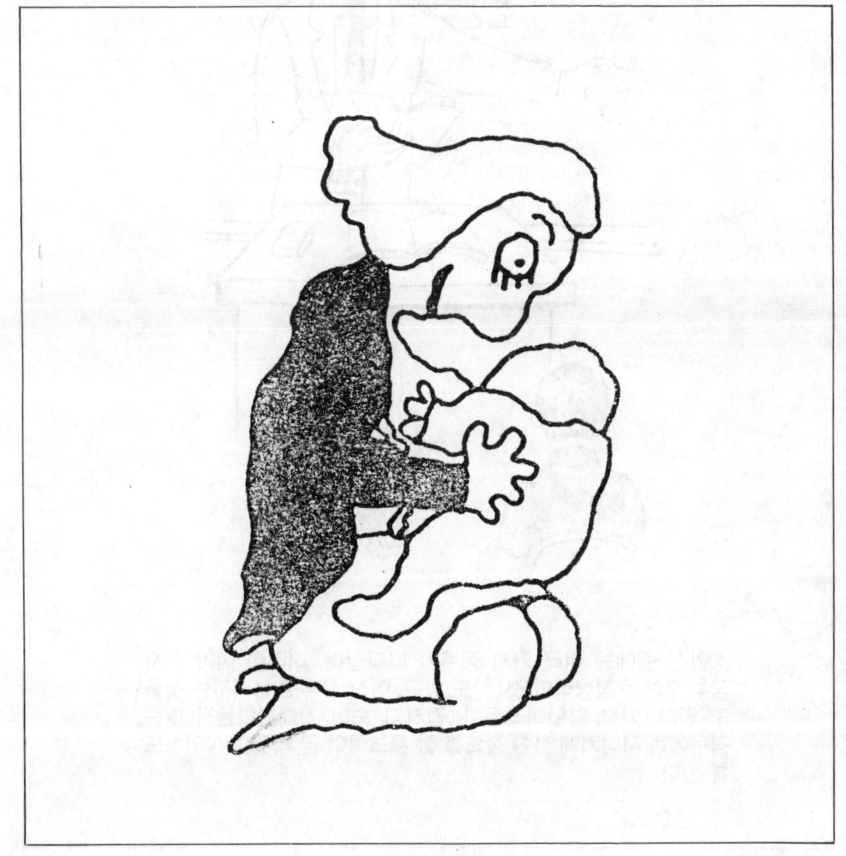

임신 중에 이상 징후가 발견될 때에는 망설이지 말고 의사의 진료를 받도록 한다

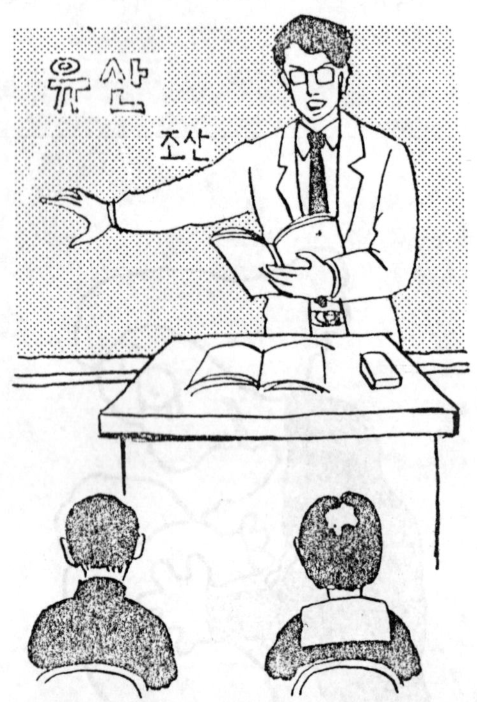

임신 중에는 여러 가지 징후가 나타난다. 이러한 여러 가지 징후 중에는 정상적인 것(?)도 있고, 이상 징후로 불려지는 것들도 있다. 가령 입덧이라든지, 갑자기 숨이 가빠진다든지 하는 경우에는 지나치게 심한 정도를 잘 체크하여 곧 의사와 상의하도록 한다.

있기 때문에 어른이 되어 처음 접종받는 사람은 거의 없을 것이다. 종두는 첫회 접종이 아니면, 그것에 대한 이상 반응이 일어나는 일은 거의 없다. 따라서 유산을 걱정할 필요가 없다. 또한 종두에 의해 선천 이상이 발생하는 경우도 없다.

더구나 임신하고 있다는 진단서가 있으면 종두를 받지 않고 패스포트를 받을 수 있다. 단, 입국처가 그것을 인정하는지 어떤지는, 그 나라의 사정에 의한다.

□하와이로 신혼 여행을 가기 위해 종두 예방 접종을 받았다. 임산부는 종두 예방 접종이 위험하다고 들었는데 허니문 베이비가 생기지 않도록 잠시 피임을 할 필요가 있는가?

종두는 살아있는 천연두 바이러스를 몸 속에 받는 것이지만, 언제까지나 몸 속에 살아 있는 것이 아니고, 얼마 후 모습을 감추어 버린다. 따라서 결혼후에 곧 임신해도 유산을 일으킬 위험은 없다. 따라서 피임 기간을 둘 필요가 없다.

□진찰을 받고 있는 병원에서 임신 중 파상풍 예방 주사를 맞기를 권한다. 임신 중에는 예방 주사를 맞지 않는 편이 좋다고 들었는데 맞아도 되는가?

임산부는 예방 주사를 맞지 않는 것이 원칙이지만, 파상풍 예방 접종에 관해서는 임신 중이지만 받는 편이 좋다고 하는 견해를 가진 의사도 많다. 그 이유로서는 신생아에게 파상풍을 볼 수 있는 경우가 있고, 만일 일어나면 위험이 매우 큰 점, 그것을 예방하기 위해서는 임신 중에 예방 접종을 받아 두면, 태아에게도 면역이 이행해서 안전한 점, 이 예방 주사는 임산부에 대해 거의 부작용이 없는 점 등을 들 수 있다.

파상풍은 지역에 따라서 특히 많은 곳이 있다고도 한다. 만일 그 병원에서 한다고 하면 받아 두어도 아무런 지장이 없고, 그 편이 안심이 될 것이다.

□아이를 원하기 때문에 풍진 왁찐 예방 접종을 받아 두고 싶은데 언제 받는 것이 좋은가?

풍진 왁찐은 생왁찐이기 때문에 임신 후에는 절대 받아서는 안 된다. 이것은 임신 전에 받아야 하는 예방 주사이고, 더구나 접종 후에는 잠시 피임을 할 필요가 있다. 임신 초기에 풍진에 감염됐을 경우, 선천성 풍진 증후군이라고 일컬어지는 선천 이상, 즉 심기형, 백내장, 소두증, 귀머거리, 정신 박약 등이 발생하는 경우가 있다.

임신하기 전에 미리 풍진 왁찐의 예방 접종을 받아 두면 풍진 감염을 예방할 수 있다. 단, 접종하고 나서 잠시 동안, 몸 속에 풍진 바이러스가 살아 있기 때문에 접종 후 2개월은 피임을 하는 것이 중요하다.

□임신 중에 인플루엔자 예방 주사를 맞아도 괜찮은가?

임신 중에는 예방 주사를 맞지 않는 것이 원칙이지만, 만일 당신이 감염의 우려가 있을 때는 오히려 받는 편이 좋을 것이다. 인플루엔자의 예방 접종은 불활화 왁찐(사균 왁찐)이기 때문에 태아에 대해서는 영향이 없다. 주사후, 발열하는 등 모체에는 다소의 부작용이 있을지도 모르지만, 이 부작용도 최근에는 왁찐이 개량, 발달했기 때문에 거의 없어졌다.

인플루엔자에 걸려서 매우 높은 열이나 강한 기침이 나오면, 그 때문에 유산하지 않는다고는 말할 수 없기 때문에 오히려 적극적으로 예방하는 의미에서 예방 주사를 맞는 편이 좋다.

□위에 X선 검사를 받은 후, 곧 임신을 했다. 유산 등의 걱정은 없는가? 임신의 가능성이 있을 때 X선 검사는 어떻게 받으면 좋은가?

이전에 상당한 양의 방사선을 받은 사람이 그 후 임신했을 경우, 방사선의 영향은 크지 않기 때문에 확실히 임신 전이라면 걱정은 없다고 생각해도 좋을 것이다. 그러나, 임신한 자궁이 방사선을 받았을 경우, 임신 초기에는 태아의 발육을 장해할 가능성이 있고, 그 경우 대부분은 유산된다. 무사히 태어났다고 해도 아이가 성장하고 나서, 백혈병이나 악성 종양이 발생하기 쉬워지는 것은 아닐까 라고 하는 일부 학자의 의견도 있기 때문에 생각없이 X선 검사를 받는 것은 결코 좋은 일이 아니다. 따라서 임신의 가능성이 있는 부인은 X선 검사를 받는 시기를 생각해서 할 필요가 있고 부주의한 X선 검사는 피해야 한다.

꼭 검사를 해야 할 경우가 있지만, 그와 같은 때에는 월경 주기의 전반기 즉, 월경 중이나 월경 직후를 선택하는 것이 좋다고 하는 것이 방사선과 전문의의 의견이다. 그것은 배란기 이후가 되면 임신하고 있을 가능성이 있다고 하는 점, 그것도 그 시기에는 하고 있는지 어떤지 산부인과학적으로도 조사할 방법이 없기 때문이다.

그런데 실제로는 이 무렵 X선 정밀 검사를 받고, 나중이 되어 임신한 사실을 깨닫는 경우가 흔히 있다. 더욱이 임신 초기의 증상으로서의 입덧이 나타나고 있으면서도 그것을 소화기의 병, 혹은 간장, 담낭의 병 등으로 착각하고 그 방면의 X선 정밀 검사를 깜박 받아 버리는 경우도 많이 볼 수 있다.

□임신하고 나서 X선 검사를 받으면, 태아에게 어떤 영향이 있는가?

임신 초기의 태아는 아직 몸의 각 기관이 이제부터 겨우 나타나려고 하고 있는 시기로 그것들의 기반이 되는 세포의 분열 증식이 가장 활발한 시기이기 때문에 X선을 비롯해서 감염증, 약의 영향 등을 가장 받기 쉬운 때에 해당한다. 이런 시기는 보통 임신 제3월말까지라고 생각되고 있기 때문에 그 시기가 끝날 때까지는 불필요한 X선 검사는 꼭 피하기 바란다.

그럼 실제로 X선 검사는 어느 정도로 위험한가. 만일 안전 한계가 있다고 한다면, 어디까지 안전한가. 그 한계를 구분하는 것은 무척 어려운 일이다. X선을 동물에 조사해서 태아에 대한 영향을 관찰한 연구는 많이 있지만, 그와 같은 동물 실험의 결과가 곧 인간에게 적용된다고는 할 수 없는 점, 인간에게 직접 그와 같은 실험을 할 수는 없는 점 등이 그 이유이다.

방사선의 위험도는 이와 같이 조사를 받은 시기와 양에 관계한다. 만일 이상이 일어난다고 하면 어떤 일이 일어날 수 있는지, 이전의 연구 결과를 서술해 보고자 한다.

첫째로, 수정부터·착상까지의 사이에 방사선을 받았을 경우, 그 영향에 대해서 생각해 본다. 이 경우, 만일 방사선에 의해 태아에게 장해가 일어난다고 하면 수정란은 죽어 버린다. 만일, 장해가 일어나지 않는다면 수정란은 살아 남아서 자궁내막에 착상하고 정상적으로 발육한다고 생각되고 있다. 이 시기에 수정란의 세포 분열은 활발해도 아직 각 기관으로의 분화 정도가 낮기 때문에 그렇게 되는 것이라고 일컬어지고 있다. 사람의 경우는 배란 즉, 수정부터 착상까지는 7일 전후라고 생각되고 있다.

둘째로, 착상 이후의 임신 초기의 시기이다. 이 시기는 앞에도 서술했듯이 기관 형성기라고 일컬어지는 가장 중요한 기간이다. 이 시기에 다량의 X선을 받았을 경우에 일어날 수 있는 이상에 대해서는 동물 실험에서는 무뇌증, 뇌 헤르니아, 수두증, 소두증 등의 뇌신경계의 이상 외, 골격의 일부 결손, 내장 결손, 무안구증 등이 보고되고 있다. 이와 같이, 강한 방사능이 몸의 발육을 심하게 장해하는 특히 뇌신경계의 발육을 장해하는 사실을 알 수 있다.

임신에 대한 방사선과 소두증 발생과의 관계는 상당히 이전부터 일컬어지고 있다. 히로시마에 원자폭탄이 투하되었을 때, 그 방사능을 받은 임산부로부터 몇 명인가의 소두증 아기가 태어났다. 그 발생율은 임신 초기일수록 높고, 또 폭심지에 가까울수록 고율이었다. 원자 폭탄과 같은 극도로 강한 방사능의 경우는 유산 혹은 조산을 한 예가 많았다. 앞에 든 태아 이상의 대부분이 생존 불가능이기 때문이다.

세째로, 임신 전에 방사선을 받은 사람의 경우가 있다. 즉, 이전에 상당한 양의 방사선을 받은 사람이 그 후 임신했을 경우, 태아에게 어떤 이상이 있느냐 라고 하는 문제이지만, 이와 같은 경우에는 임신했을 경우에 특히 선천 이상의 발생이 많다고 하는 경향은 볼 수 없다. 즉, 임신하기 전에 받은 방사선의 영향은 거의 없다고 생각해도 좋을 것이다.

원자 폭탄 조사를 받은 여성에 대해서도 그 후에 임신한 사람에 대해서 조사한 성적에서는, 이와 같은 여성으로부터 태어난 아이에게 특히 이상 사례는 많지 않았다고 하는 보고가 있다. 실제로 우리들이 임상상 경험하고 있는 사례를 보면, 수정의 전후, 혹은 임신 초기에 X선 검사를 받은 사람이 특히 유산·조산을 하기 쉽거나 선천 이상아를 낳는 경향은 거의 볼 수 없다. 이와 같은 사실에서 태아는 방사선에 대해 상당한 저항력을 갖고 있음을 알 수 있다. 따라서 임신 초기에 X선 검사를 받았다고 해서, 곧 아이를 포기하거나, 인공 중절을 생각할 필요는 없다.

□흉부 질환을 앓은 적이 있기 때문에, 임산부 검진에서 X선 검사를 했다. 유산의 걱정은 없는가?

임신 중에는 X선 검사를 받지 않는 편이 좋다고 해도 실제 문제로서는 임신 중이라도 X선 검사를 받는 경우도 상당히 있다. 현재도 임산부의 건강 진단의 하나로써 흉부 X선 촬영이 상당히 이루어지고 있다. 그러나 흉부는 복부보다 장소가 떨어져 있는 점, 흉부 사진을 1장 찍는 정도의 방사선량은 극히 소량이라는 점 등으로부터, 이 경우는 거의 무해라고 생각해도 좋다. 단, 촬영 때에는 복부에 X선이 닿지 않도록 덮어 두는 것이 중요하다.

임신 중의 치아 X선 검사도 마찬가지로 태아에 대한 영향은 거의 없는 것이라고 생각해도 별 지장이 없다. 그러나 임신 중에 복부 사진을 촬영해야 하는 경우가 있다. 예를 들면 쌍태의 진단, 태위(胎位), 특히 골반위(역아)의 진단, 골반 X선 계측 등이다. 이들의 경우는 임신 경과의 상태나, 분만 난이의 예측을 하는데 있어서도 매우 중요한 점이기 때문에 그 필요성을 생각하면 X선 검사를 받는 것 쪽이 중요하다.

이런 검사들은 보통 임신 후반기, 특히 임신 제8월 이후에 실시하고, 촬영 장 수도 적기 때문에 태아에 대한 영향은 거의 없다. 검사를 받는 데에 지나치게 신경 쓸 필요는 없다.

□담석의 의심으로 X선 검사가 필요하다고 했다. 임신하고 있는데 걱정하지 않아도 되는가?

임신 중이라도 병에 따라서는 꼭 X선 검사를 받아야 하는 경우가 있다. 예를 들면 소화기의 통과 장해, 담석이나 요로 결석 등에 의한 격렬한 복통이 있는 경우, 추간판(椎間板) 헤르니아 등으로 요통이 심한 경우 등이다. 이와 같은 경우는 역시 통증의 원인이 되고 있는 병의 종류나, 그 정도를 확실히 확인하고, 치료 방침을 세워야 하기 때문에 임신 중이라도 검사는 필요하다. 그 점은 의사의 판단에 맡기도록 한다.

□인공 수정에 의한 임신은 정상적인 임신보다 유산 · 조산의 가능성이 높은가?

인공 수정에는 남편의 정액을 이용하는 배우자간 인공 수정(AIH라고 한다)과 정액 제공자의 것을 이용하는 비배우자간 인공 수정(AID라고 한다)이 있다. 남편이 경도의 정액 감소증이라면, 우선 AIH를 시험해 보는 것이 좋겠지만, 고도의 것일 경우에는 AID가 이용된다. 그러나 AID 에는 의학적(우생학적) 문제 뿐만 아니라, 사회적 · 도덕적 · 종교적, 더욱

AID 임신 242례의 경과(1965,66년)

분만	정상산	134
	제왕 절개	17
	겸자 분만	7
	사산	4
	유산 · 조산	12
	임신중	36
	불명	32

이 법률적인 문제가 많이 있어서 찬반 여러 가지의 의견이 있다. 따라서, 아직 일반적으로 널리 사용되지 않고, 극히 일부의 시설에서 이루어지고 있는데 불과하다.

AIH를 실시해서 임신했을 경우의 유산 · 조산 등의 이상에 대해서는 확실한 보고가 없다. 원래 정액 이상이 있거나, 남녀 어느 쪽인지 잘은 모르지만, 아이가 생기지 않는다고 하는 사례(일반적으로 기능성 불임증이라고 한다)에 이용되기 때문에 임신의 성공률은 AID보다 낮다고 하는 결과가 나와 있다. 따라서 유산 · 조산이나 사산율도 일반 경우보다 높다고 하는 경우가 있어도 이상하지는 않다.

어느 정도로 일어나는지는 확실히 말할 수 없지만, 그래도 정상으로 경과하는 것이 대부분이라고 생각한다. AID에 관해서는 그것을 적극적으로 실시하고 있는 K대학 병원의 1965~1966년의 성적을 인용해 보고자 한다.

이것에 따르면 242례의 임신 성공율의 경과는 표와 같고, 그 결과를 안 174례에 대해서 보면, 사산 4례(2.3%), 유산·조산 12례(9.0%)로 일반의 경우에 비해 별로 차이는 없고, 오히려 유조산율은 낮다고 말할 수 있을 것이다. 단, 불명인 32례 중에 유산·조산이 많이 포함되어 있다고 한다면 또 이야기는 별개이지만, 그래도 역시 임신례의 대부분의 사람이 아이를 낳는 것은 사실이다.

결론으로서, AID에 관한 여러 가지 문제는 여기에서는 언급하지 않기로 하고, AIH이든 AID이든, 임신례에 대해서는 유산·조산이나 사산의 발생은 일반의 경우와 별로 다르지 않다고 생각된다.

□30세가 지난 후 임신하려고 한다. 연령과 유산·조산은 관계가 있는가?

연령이 많아지면 많아질수록 유산·조산이나 사산의 수가 늘어나는 것은 사실이다. 또한, 반대로 너무 젊은 것도 문제가 있다. 유산·조산에 관해서는 확실한 수치가 없지만, 사산에 관해서는 반드시 사산 신고수가 제출되기 때문에 전국적인 숫자를 확실히 알 수 있다.

통계에 따르면, 다음 그림과 같이 자연 사산율을 연령층으로 보면 25~29세가 최저치를 나타내고 있고, 이어서 20~24세, 30~34세, 35~39세의 순이다. 19세 이하는 가장 낮은 25~29세에 비하면, 3.3배나 되고 있다. 사산이라고 하는 것은 통계상으로는 임신 제4월 이후의 것이 모두 포함되기 때문에, 유산·조산해서 사산이었던 것도 모두 들어 가게 된다. 또한 물론 만기 출산이라도 결국 사산으로 끝난 것도 포함되어 있다.

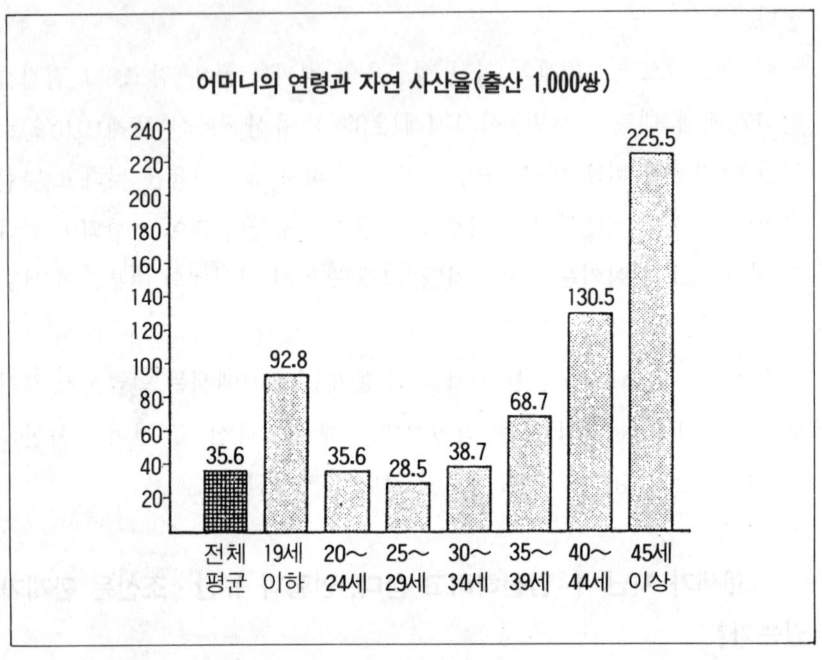

따라서 이 숫자는 임신 제4월 이후에 출산된 태아에 대해서, 불행히 죽어서 태어난 태아의 숫자뿐만 아니라, 유산·조산의 수도 시사하고 있다고 생각할 수 있다.

바꾸어 말하자면, 이 사산율이 가장 낮은 연령층에서 임신하고, 출산한 아이는 가장 튼튼하다고 말할 수 있다. 즉, 통계적으로는 25~29세의 연령층에서 임신하는 것이 모체에 있어서도 아이에게 있어서도 가장 좋은 조건이고, 20~24세와 30~34세가 이것에 이어지게 된다.

보통 35세 이상의 연령에서의 임신은 고년 임신으로 위험시되지만 그 사산율은 25~29세의 2.4배 정도로, 19세 이하의 사산율에 비교하면 훨씬 낮은 사실을 알 수 있다. 여기에서 볼 수 있는 19세 이하의 것은 대부분이 초산이라는 점, 고년 출산 반드시 고년 초산이 아닌 점도 그 이유의 하나라고 생각되지만, 젊은 사람일수록 임신, 출산에 적합한 것이 아니고, 오히려 너무 젊은 연령층에서는 위험도가 높아지는 결과가 나타나고 있다.

이와 같이 25~29세에 가장 좋은 결과가 나타나는 것은 여성의 몸이 심신 모두 가장 성숙해서 자궁이나 질 등의 성기 발육의 상태가 가장 좋은 조건에 있음을 나타내고 있다. 30대에 들어서고 나서 사산율이 늘어나기 시작하는 이유로서는 다음과 같은 원인을 생각할 수 있다.

(1) 뇌하수체나 난소 호르몬 분비의 상태가 차츰 하강해 간다.

(2) 자궁근종, 자궁내막증 등의 유산이나 불임증으로 이어지는 질환이 늘어난다.

(3) 고혈압, 당뇨병, 비만 등의 성인병이 늘어나서 역시 임신하기 어려운 상태나 임신해도 임신 중독증을 일으키기 쉬운 상태가 된다.

(4) 여자가 35세 이상, 특히 40세를 넘으면 배출된 난자에 염색체 이상이 많아져서 유산, 사산이나 선천 이상의 원인이 된다.

이상과 같은 사실을 종합해서 어머니의 연령으로 튼튼한 아이를 낳는 조건을 생각하면 출산에 적합한 연령은 20~40세까지, 가능하면 35세까지 갖고 싶은 만큼의 아이를 낳아 두는 것이 이상적이라고 한다.

물론 이것은 통계상의 숫자로 개개의 경우에 대해서 생각할 때는 또 별개의 문제이다. 20대 초반에 이미 큰 자궁근종이 생겨 있는 사람도 있지만, 40대에 들어서도 전혀 이상 없이 만기 출산하는 사람도 있다. 단, 일반적으로 말해서 이와 같은 경향이 있는 것도 사실이다. 40대 전반의 사산율은 출생 1,000에 대해서 130.5, 40대 후반에서 225.5라고 한다. 숫자는 상당히 고율이라고 하는 사실을 알 수 있다.

따라서 이 질문과 같은 예의 경우, 상당히 중요한 이유가 없는 한, 일부

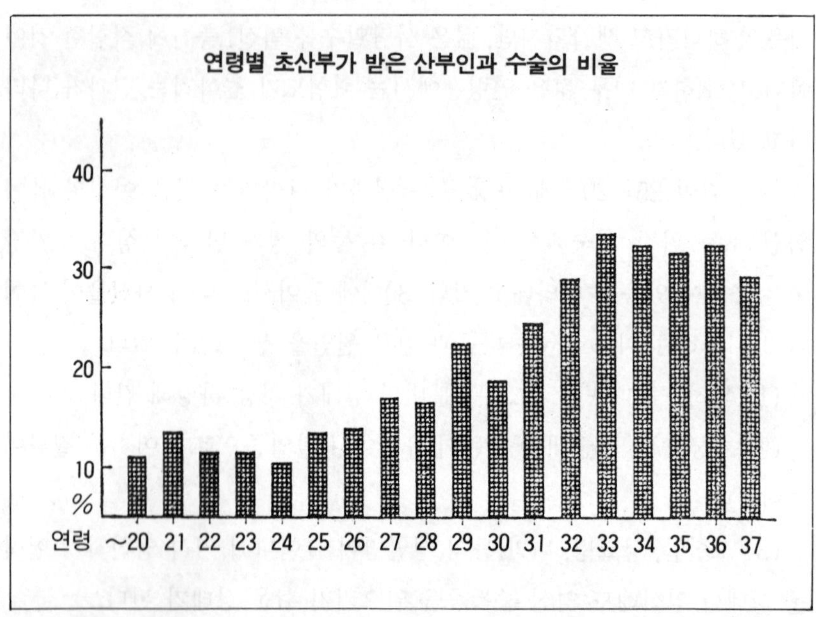

러 30대가 될 때까지 출산을 지연시키려고 하는 것은 의학적으로는 탐탁치 않다고밖에 대답할 수 없다.

□34세에 결혼해서 지금 35세로 임신 제3월이다. 고령 초산부는 임신 중에 이상이 많다고 하는데 유산하지 않을까 걱정이다.

고연령에 처음 출산을 하는 산부를 고년 초산부라고 한다. 같은 35세의 고년 초산부라도 34세에 결혼한 사람과 25세에 결혼한 사람과는, 후자쪽이 조건이 나쁘다고 생각된다. 전자의 경우는 결혼 연령이 늦기 때문에 고년 초산이 된 것은 당연하지만, 후자의 경우 10년간이나 불임증이었다고 하는 사실은 뭔가 임신을 방해하는 원인이 있어, 그것이 임신의 계속이나 분만 때에 불리하게 작용할 우려가 없다고는 말할 수 없기 때문이다.

그 점에서 말하자면, 이 경우는 결혼 후 곧 임신하였기 때문에 그 의미에서는 조건이 좋다고 말할 수 있다.

고년 초산부가 난산이 되기 쉽고, 따라서 제왕 절개 분만이 많은 사실은 일반 상식이 되고 있지만, 임신 중이라도 임신 중독증이나 유산·조산 등의 이상이 나타나기 쉬운 것은 사실이다. 예를 들어 30대가 되면 자궁 근종이 발생하는 경우가 갑자기 늘어나기 때문에, 그것이 있으면 당연히 유산·조산의 원인이 된다. 또한 고혈압, 당뇨병 등 소위 성인병의 호발 연령인 40대에 가까우면, 그만큼 임신 중독증도 많아지고 그것에 따르는 유산·조산도 많아진다.

이와 같은 사실은 별도로 고년 초산 뿐만 아니라, 경산부라도 고년이면, 그와 같은 합병증의 발생률이 늘어난다. 다운 증후군이나 포상 기태 등의 이상도 초산, 경산에 한하지 않고 고년이라고 하는 사실만으로 증가한다. 단, 이것들은 통계적으로 말해서 숫자상으로 많다고 하는 얘기로, 고년 초산이라도 전혀 이상이 없는 경과로 튼튼한 아이를 낳는 사람도 많이 있기 때문에, 달리 아무 이유가 없으면 연령이 높다고 하는 조건만으로 지나치게 신경 쓸 필요는 없다.

□25세에 결혼해서, 다음해에 아이를 낳고, 그 후 이혼했다. 36세에 재혼했기 때문에, 아이를 갖고 싶지만, 10년이 지난 후라 고령 초산과 같은 이상이 일어날까 걱정이 된다.

한 번이라도 분만한 경함이 있으면 초산부라고는 말하지 않지만, 간격이 10년 이상이나 떨어지고, 더구나 36세가 넘어서의 임신·출산이라면 역시 고년 초산에 준하는 듯한 셈으로, 여러 가지 점에서 주의가 필요하다. 초산, 경산에 관계 없이 고년 출산인 것은 사실이고, 또 10년 간 사이에 자신이 깨닫지 못하는 곳에 뭔가 이상이 생겨 있을 지도 모른다.

가능하면 임신 전에 전문의에게 진찰, 검사를 받고 자궁암이나 자궁근종, 난소낭종 등의 변화가 일어나고 있지 않는 사실을 확인받은 후에 임신하는 것보다 더 나은 것은 없다. 만일 그와 같은 이상이 없고, 더구나 전신적으로도 건강 상태라면, 임신해도 아무 지장이 없다. 단, 임신 중의 정기 검진은 빠지지 않고, 오히려 횟수를 늘리는 정도의 셈으로 전문의나 조산부의 지도를 받는 것이 중요하다.

더구나 한 번이라도 이전에 출산 경험이 있으면 같은 연령의 고년 초산부와 비교하면 그만큼 조건은 좋다고 말할 수 있다. 전회가 정상 분만이라면 이번의 분만도 자연 방법이 좋다.

□최근 공해로 선천 이상아가 늘고 있다고 하는데, 내가 살고 있는 곳은 공장 지대이기 때문에 걱정이 된다. 어느 정도로 위험할까? 유산 · 조산의 걱정은 없는가?

대기 오염, 하천의 오탁, 소음 등으로 인해 사람의 건강이나 생활에 장해가 일어나는 것을 일반적으로 공해라고 부르고 있다. 공해의 직접 원인으로서는 ① 공장 사업소가 내는 매연, 유해 가스, 분진, 오수, 유해 물질을 포함 한 배수, 소음, 진동, 악취, 지하수의 퍼 올림에 의한 지하수의 수위 저하. ② 자동차에 의한 소음, 배기 가스. ③ 건설 공사 등으로 인한 소음, 진동, 분진. ④ 일반 가정이 내는 소음, 오수 등을 생각할 수 있다. 이 공해 중에는 확실히 그 지역의 주민이 고농도로 오염되어 건강에도 여러 가지 장해가 나타나고 있는 것은 주지의 사실이다.

예를 들면, 유명한 미나마타병은 일본의 쿠마모토 현 미나마타 시를 중심으로 발생한 것으로 공장 배수 중에 포함된 유기 수은에 의한 해산물의 오염에 의한 것이다. 이것에 의해 모체의 생식 능력이 장해되어 불임증, 유산·조산, 사산의 원인이 되는 것이다. 또한 신생아가 출생했을 경우라도 태아성 미나미타병이라고 일컬어지는 선천 이상이 있어 뇌성 소아마비와 비슷한 중추 신경계의 중독 증상이 나타난다.

그리고 이타이이타이병은 공장 배수액 속에 포함된 카드뮴이 수전을 오염하고, 농작물로 체내에 들어와서 중독 증상을 일으킨 것이라고 생각되고 있다. 이타이이타이병 환자는 칼슘 대사를 장해받아, 골조직의 파괴가 현저함과 동시에 신기능(腎機能)이 현저하게 장해받는다. 또한 여성은 남성보다도 장해를 받기 쉽고, 그것은 호르몬 관계에 의한 것으로 생각되고 있다.

이 외에, 공장 지대 주택가의 대기 오염에 의한 기관지 천식 환자의 다발을 비롯해서, 여러 가지 종류의 공해가 이 좁은 한국의 국토에 넘치고 있는 느낌이 든다. 이런 상태에서는 도저히 건강한 아이를 낳을 수 없을 것 같지만 사실은 어떨까?

다행히 실제 문제로서 공해의 영향에 의한 모체의 장해, 태아의 발육 이상 등은 일어나고 있지 않다. 예를 들면 농약 오염을 예로 들어도 DDT, BHC 등에 의해 농작물이 오염되고, 그것이 모체내에 들어가서 모유 속에 분비되어 온 것은 사실이다. 그러나 다행히 그 농도는 유아 발육에 영향을 미치지 않고 가령 다소의 오염이 있어도 모유는 인공 영양보다도 역시 뛰어난 것으로 간주되어 수유가 주장되어 왔다.

쥐의 실험에서 소음을 주면, 수태율의 저하, 사산율이나 기형율의 상승이 있다고 하고, 또 비행장 주변의 닭이 알을 낳지 않게 되거나, 젖소의 유즙 분비량이 저하한다든가 하는 사실도 일컬어지고 있다. 그러나 사람의 경우에, 임신이나 태아에 이상이 많아졌다고 하는 확실한 보고는 없는 것 같다.

대기 오염이 심한 공장 지대와 오염이 없는 그 주변부와 비교해서 공장 지대의 임산부에게 미숙아 출생, 사산, 임산부 빈혈, 조산, 임신 중독증 등이 많다고 하는 연구가 보고된 적이 있지만, 조사 내용에 의문이 있다고 하는 반론도 있어서 널리 승인되고 있지 않다.

공해는 절대 경시해서는 안 되고 앞으로는 현재보다 더욱 감소시키도록 국민 모두가 노력해야 하는 것은 당연하다. 그러나 이상의 사실로 생각해서 공해가 태아에 대해 일으키는 영향은 특수한 경우를 제외하고는 일반적으로 일컬어지는 정도의 걱정은 없다고 생각해도 좋을 것이다.

□임신 3개월이 되었다. 최근 친구가 3개월에 유산했기 때문에 걱정이 된다. 매일의 가사는 어느 정도로 해야 좋을까? 안정하고 있어야 하는가?

임신 2~3개월은 유산하기 쉬운 것이 확실하지만 특별한 일이 없는 한, 매일의 가사를 그만두어야 한다고 할 필요는 없다. 친구의 유산이 어떤 원인이었는지, 혹은 원인을 몰랐는지 불분명하지만 아마도 매일 하는 세탁이나 청소가 원인이 되었다고 하는 것은 아닐 것이다.

생활을 해 나가는데 매일 대강의 스케줄은 정해져 있을 것이다. 그 리듬을 무너뜨리지 않도록 즉, 보통 때는 단시간에 끝나는 세탁을, 갑자기 결심하고 많은 량의 빨래를 했더니 아침부터 오후까지 걸려 버렸다고 하는 일이 없도록 유의한다. 세탁은 기계가 해 줘도 말리거나, 걷거나,

하는 기계이다. 이 기계는 특별히 크지 않고, 작은 것은 손전등 정도 크기의 것도 있어, 대병원은 물론 일반 개업의에게도 있어 널리 보급되어 있다.

□초음파 단층법

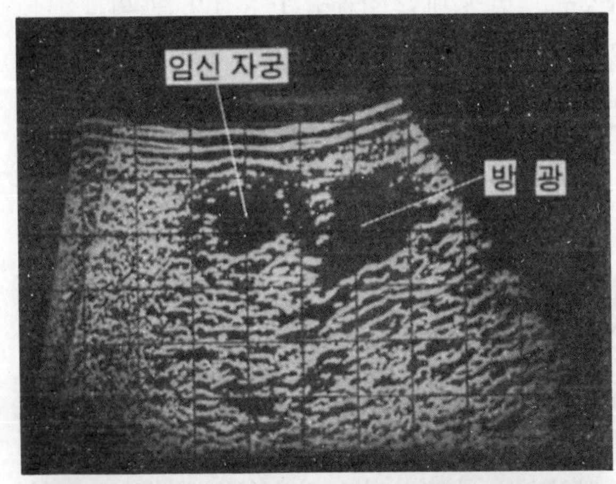

정상 임신(2개월)

임신 자궁은 방광에 인접해서 둥글게 빠진 상을 만든다. 정상 임신에서 임신 2개월의 반부터 비치기 시작한다. 유산이 진행됐을 경우에는 이 둥근 모양이 무너지고, 자궁외 임신일 때에는, 이 둥근 상을 볼 수 없다.

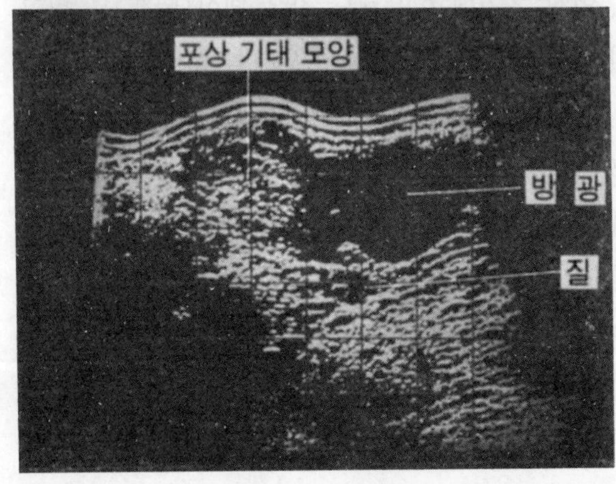

**포상 기태
(임신 3개월의 말)**

포상 기태의 경우는 자궁 속이 한결같이 빛나 보인다. 이와 같은 상은 매우 특징적으로 포상 기태가 강하게 의심된다.

210

초음파 단층법이란 특수한 파장의 초음파를 이용해서 몸 속의 미세한 구조를 조사하는 방법으로, 임신의 조기 진단법에도 응용되고 있다. 즉, 초음파가 발사되는 기계를 피부 위로 몸에 대면, 거기에서 나와 몸속으로 들어간 초음파는 여러 가지 장기에 닿아서 반사해 되돌아 온다. 그것을 빛으로써 브라운관 위에 비쳐내면 정확히 몸의 미세한 단면도가 떠오른다.

예를 들어 기계를 하복부 복벽에 대면 하복부의 장기가 잘 비쳐진다. 위장, 방광, 여성의 경우는 자궁, 난소 등을 알 수 있다. 예를 들면 자궁근종이 있는 경우는 자궁이 크게 비쳐지고, 또 난소낭종이 있는 경우에는 그 모양과 속에 액체가 고여 있는 모습이 나온다. 자궁근종인지 난소낭종인지 구별하기 어려울 때에 이 초음파 단층법에 의해 양자를 구별할 수 있어 수술전 검사법의 하나로서 매우 유력하다.

이것을 임산부에게 사용하면 임신에 의해 증대한 자궁과 그 속의 태아나 태반의 모양을 비쳐 낼 수 있다. 만일 쌍태 임신(쌍둥이)이라면, 그것도 알 수 있다. 초음파 도플러법에서도 판단하기 어려운 세밀한 사항도, 여러 가지 알 수 있다. 임신 초기에 이용해도 작은 태아(胎芽)를 비쳐 낼 수 있다. 따라서 유산의 의심이 있는 증례에 사용해서 순조롭게 태아가 자라고 있는지 어떤지를 봄으로써 유산의 예후를 판정할 수 있다.

초음파 단층법은 특히 포상 기태의 진단에 큰 위력을 발휘한다. 증대한 자궁 속에 태아나 태반의 상이 찍히지 않고, 그 대신에 자궁 속 전체가 한결같은 점상의 상으로 보일 뿐, 그것으로 포상 기태가 아닐까 라고 진단된다. 복부의 X선 검사에서는 자궁이나 난관이나 난소는 그대로는 찍히지 않는다. 찍으려고 한다면 조영제를 사용할 필요가 있다. 또한 태아의 골격은 임신 6개월에 들어서지 않으면 찍히지 않는 점, 임신 초기의 X선 사진은 태아의 발육에 장해를 줄 가능성이 있는 점 등으로, 적어도 임신의 조기 진단법으로서의 X선 진단의 가치는 없다.

그 점에서 초음파 단층법은 임신의 상당히 빠른 시기부터 정상 임신인지 이상인지를 마치 그림으로 그린 듯이 비쳐 낼 수 있음과 동시에 태아 발육에 대해서도 거의 장해를 주는 일이 없이, 안전하게 검사할 수 있는 점에 있어서 매우 훌륭한 것이라고 말할 수 있다. 그러나 이 초음파 단층법의 장치는, 상당히 고가이기 때문에 현재는 아직 대학 병원과 같은 일부의 큰 병원에 밖에 보급되고 있지 않는 점, 결과를 상당히 숙련된 사람이 보지 않으면 정확하게 판단하기 어려운 점 등의 결점이 있다.

이후에 더욱 기계가 개량되어 현재보다 훨씬 가격이 싸지고 어느 의사나 간단히 정확한 판정을 할 수 있는 것이 생기면, 더욱 보급되리라고 생각한다.

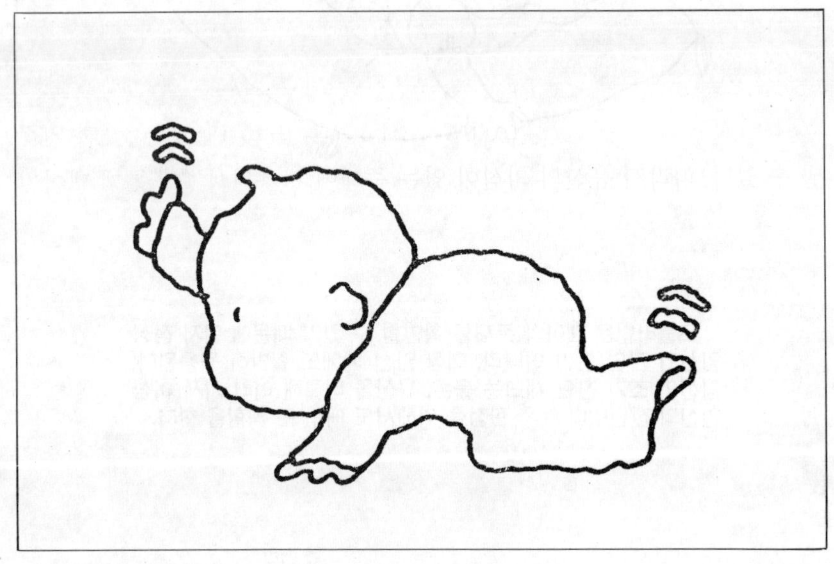

요즘은 의학 기술의 발달로 이상 임신의 유무 판정
이 훨씬 수월해졌다. 초음파 단층법 등을 이용하면
보다 쉽게 태아의 이상 유무를 확인할 수가 있다

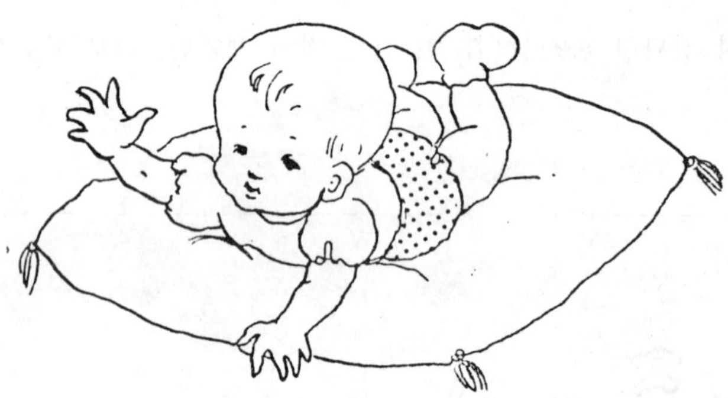

도플러법은 태아의 존재를 확인할 수 있기 때문에 단지 정상
임신의 진단 뿐만 아니라, 이상 임신 때에도 활발히 응용된다.
임신의 조기 진단 체크는 물론, 유산을 비롯해 여러 가지 이상
임신의 진단이나 예후 판정을 위해서도 매우 큰 역할을 한다.

제 8 장

유산 · 조산을
예방하기 위해서는

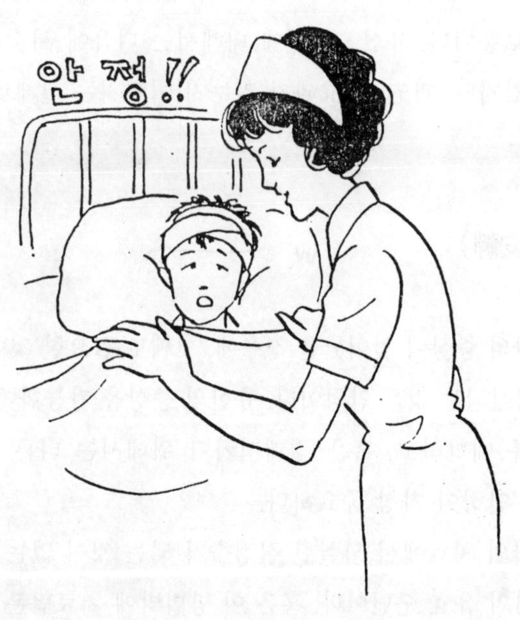

유산·조산을 완전히 예방할 수 있느냐 하면, 유산·조산은 완전히 막을 수 없다 라고 밖에 말할 수 없다. '멈출 수 있는 유산, 멈출 수 없는 유산'의 항에도 서술했듯이 처음부터 도저히 멈출 수 없는 유산이라고 하는 것이 있다. 즉, 염색체 이상이 있는 수정란은 원래 유산되기 쉬운 운명에 있기 때문에 그 대부분은 임신의 비교적 빠른 시기에 자연히 유산된다. 또한 이것을 아무리 유산시키지 않도록 노력해도 유산을 멈추는 것은 불가능하다.

따라서 예방할 수 있는 유산·조산이란 그 원인이 비교적 확실하고, 더구나 그것에 대해서 그 원인을 제거하든가 혹은 그것을 억제할 수 있는 경우에 한한다. 단, 실제 문제로서 실제로 유산·조산의 증상이 일어났을 경우, 그 원인을 곧 알 수 있다고는 할 수 없고, 오히려 그 때에는 모르는 경우 쪽이 보통이다. 유산·조산에 대해서는 다음에 서술하는 여러 가지의 치료가 있지만, 과연 그 효과가 있는지 어떤지는 실제로 해 보지 않으면 모른다.

□안정(安靜)

절박 유산의 증상이 일어났을 경우에, 첫째로 필요한 것이고, 가장 효과적이라고 생각되는 것은 안정이다. 유산의 증상을 가능한 한 그 이상 진행되지 않도록 예방하고, 혹은 경쾌시키기 위해서는 다른 대부분의 병과 마찬가지로 안정이 가장 중요하다.

자연 유산의 치료에서 확실한 결정수가 되는 것이 없는 현재에 있어서 안정은 최대의 유효 수단이다. 혹은 이 방법밖에 치료법은 없다고 극언하는 의사도 많이 있다.

안정이라고 해도, 절박 유산의 증상에 따라서 여러 가지이다. 통증은 없지만 극히 소량의 색을 띤 대하가 있었던 정도라면, 가사는 조심스럽게 하고, 외출을 피하는 정도로 좋을 것이다. 그러나 출혈량이 많고, 복통도 수반하는 경우에는 절대 안정을 필요로 하기 때문에 경우에 따라서는 입원하는 편이 안전하다. 집에서 누워 있다고 해도, 가정에서는 아무래도 식사나 세탁 등에 손을 대기 쉽고, 안정을 취하도록 노력하고 있는 셈이라도 실제로는 상당히 몸을 움직이고 있기 때문이다.

아무리 안정하고 있어도, 도저히 막을 수 없는 유산도 있다. 앞에 서술 했듯이, 수정란이나 태아(胎芽), 태아(胎兒)에 이상이 있는 경우에는 대부분이 자연히 유산돼 버리기 때문이다. 따라서 안정하고 있는 한은 괜찮다고 할 수도 없는 경우도 있다. 안정하고 있어도 지속하지 않는 것은 유산해 버리고, 일을 하거나 운동하거나 해도, 지속하는 것은 정확히 지속 하기 때문에, 보통으로 생활하고 있으면서, 자연에 맡기는 것이 좋다고 하는 의견조차 있을 정도이다. 그러나 안정을 취하고 있으면 치유되고 혹은 예방할 수 있는 유산도 많이 있는 것도 사실이다. 이런 사실은 실제 로 해 보지 않으면 모르는 경우가 많기 때문에, 처음부터 포기해 버리는 것은 생각해 볼 문제다. 특히 유산의 증상이 있을 때에 몸을 너무 움직이 면, 갑자기 진행 유산으로 진행해서, 대출혈을 일으키는 경우가 있기 때문 에 치료된다, 치료되지 않는다에 관계없이 아무리 가벼운 증상이라도 어느 정도의 안정을 지키는 것이 필요하다.

□약에 의한 치료와 예방

황체(黃體) 호르몬

황체 호르몬제는 이전에는 절박 유산의 치료·예방의 약제로서, 그 주류를 차지해 온 것이다. 배란후의 난소에 황체라고 하는 조직이 만들어지고, 그곳으로부터 황체 호르몬이 분비되어 착상에 대비하는 점, 임신하면 황체는 그대로 존속하고, 황체 호르몬의 분비는 그대로 계속되는 점, 황체 호르몬은 자궁근의 긴장을 늦추어 자궁 수축을 막는 작용이 있는 점 등으로부터 불임증의 치료 뿐만 아니라, 절박 유산의 치료나 예방에 널리 이용되어 왔다.

황체 호르몬제는 난소로부터 분비되는 황체 호르몬을 그대로 약으로 한 것과 합성 황체 호르몬제가 있다. 전자의 화학 구조는 자연 황체 호르몬 그 자체이지만, 주사로 투여하지 않으면 유효하지 않는 결점이 있다. 따라서 근육 내 주사의 형태로 이용되고 있다. 이것에 대해 합성 황체 호르몬제는 내복으로 유효함과 동시에 상당히 소량이라도 효과가 있다. 주사는 의사가 아니면 할 수 없는데 대해 내복약은 가정에서도 사용할 수 있기 때문에 가능한 한 집에서 안정을 취하게 하고 싶은 경우에는 편리해서 흔히 사용되고 있다.

합성 황체 호르몬제 중에는, 다량을 한 번에 주사하면 매일 소량씩 장기간 효과가 지속되는 형태로 만들어진 것이 있다. 이것을 데포제라고 하며, 효과가 약 1~2주일 계속된다고 생각되고 있다. 이것을 이용하면 주사하러 매일 통원할 필요가 없어 편리하다.

황체 호르몬은 그 화학 구조가 남성 호르몬과 매우 비슷하기 때문에 많건 적건 남성 호르몬과 같은 작용이 있다. 따라서 만일 태아가 여성일 경우, 임신 초기에 다량의 황체 호르몬제를 사용하면, 여성의 외성기가 남성화할 우려가 있다고 한다. 그 때문에 절박 유산의 치료나 예방에 사용하는 황체 호르몬제는 특히 남성화 작용이 적은 것을 선택하고, 사용량을 제한하면서 사용한다고 하는 것이 필요하다. 현재는 의사가 이와 같은 점을 충분히 고려하면서 사용하고 있기 때문에 약의 부작용으로서의 남성화가 일어나는 경우는 거의 없다.

황체 호르몬제로서 가장 문제가 되는 것은 어느 정도 효과가 있느냐라고 하는 점이다. 황체 호르몬은 이론적으로는 앞에 서술했듯이 임신의 준비나 그 지속에 관여하고 있는 사실은 확실하지만 약으로서 이용했을 경우, 임상적으로 어느 정도 효과가 있느냐에 관해서는, 학자들 사이에도 여러 가지 의견이 있고, 효과를 의문시하는 의견이 상당히 있는 것도 사실이다. 예를 들면 입원 환자에게 황체 호르몬을 투여해서 증상을 호전시켰다고 해도, 황체 호르몬이 효과가 있었는지. 안정쪽이 효과가 있었는지, 그 판단을 그렇게 간단하게는 내릴 수 없다.

지금까지 서술했듯이 자연 유산이라고 해도 여러 가지 원인이 있어, 황체 호르몬이 효과가 있다고는 생각할 수 없는 것도 많이 있음은 사실이다. 그러나 그 중에는 난소 호르몬의 분비 이상에 의한 유산도 있어, 그것에 대해서는 어느 정도의 효과가 있다고 생각된다. 따라서 절박 유산 중에는 황체 호르몬이 유효한 것도 있다고 주장하는 의견도 있어, 현재는 이와 같은 의견에 근거해서, 여전히 황체 호르몬 요법이 이루어지고 있다.

또 하나의 문제점은 임신의 극히 조기에 황체 호르몬제의 투여를 받았을 경우, 어느 종류의 심장 기형의 합병이 많다고 하는 보고가 수년 전에 캐나다와 영국의 병원에서 발표되었다. 그 때문에, 이와 같은 위험성이 있는 점과, 황체 호르몬제 그것 자체에 확실한 효과가 없다면, 유산 치료나 예방에 사용하는 것은 그만두자고 하는 의견이 나와서, 현재 미국에서는 유산에는 사용하고 있지 않는 것이 현상이다.

그러나 이 심장 기형 발생의 부작용에 대해서는 의문시하는 학자도 많이 있다. 여기에서 말하는 심장 기형이란 대혈관전위라고 해서 기형으로서는 고도의 것이지만, 실제로는 상당히 드문 경우이다. 그리고 이와 같은 고도의 기형 태아는 임신 중에 유산되는 경우가 많다. 따라서 황체 호르몬제를 이용했기 때문에 기형이 발생했는지, 기형아이므로 자연 유산되었기 때문에, 가끔 황체 호르몬제를 사용했는지, 그 인과 관계는 확실치 않다.

황체 호르몬제는 그 대부분이 체온 상승 작용이 있다. 기초 체온에서 배란 후의 고온기가 나타나는 것도, 황체 호르몬에 의한 사실은 앞에 서술한 대로이지만, 약으로서 투여해도 기초 체온이 올라가 버린다. 그래서 유산 예지를 위해 임신 중에 기초 체온의 측정을 계속하고 있는 경우, 만일 황체 호르몬제를 사용하면, 그 약 때문에 체온이 올라가 버려서, 진짜 기초 체온의 형태를 모르게 된다. 그 때 합성 황체 호르몬 내복약인 듀파스톤이라고 하는 약을 사용하면, 이것에는 상승 작용이 없기 때문에 적합하다고 생각된다.

융모성(絨毛性) 고나드트로핀(HCG)

황체 호르몬제 대신에, 최근 주목받고 있는 것이 융모성 고나드트로핀이다. 이 호르몬은 태반의 조직을 형성하는 융모로부터 분비되는 사실, 특히 임신의 극히 초기부터 다량으로 분비되기 때문에, 그것이 임신 반응 검사에 이용되는 사실도 앞에 자세히 서술한 대로이다.

그럼 이 융모성 고나드트로핀이 어떤 작용을 하는가에 대해서는 잘 모르고 있다. 임신의 극히 초기에 매우 다량으로 분비되는 이유도 잘 모르고 있다. 그러나 유산의 경우에는 이 호르몬의 분비량이 감소되기 때문에,이 호르몬을 약으로서 투여하면 유산 치료나 예방에 효과가 있는 것이 아닐까 라고 생각되어, 최근에는 이것이 활발히 사용되게 되었다. 아마도 이 호르몬은 융모 조직의 여러 가지 효소에 작용해서, 그 작용을 활발히 하고, 융모 기능을 좋게 해서 유산을 방지하는 것이 아닐까 라고 생각된다.

황체 호르몬의 효과를 의문시하는 의사는, 특히 융모성 고나드트로핀을 사용하는 경향을 볼 수 있다. 이 호르몬이 특히 임신 초기에는 다량으로 분비되고 있기 때문에 사용한다면 다량으로 이용하지 않으면 의미없는 것이 아닐까 라고 생각되어, 이 호르몬의 다량의 근육 내 주사가 이루어지고 있다. 이 약의 내복약은 완성되어 있지 않기 때문에 주사에 의할 수밖에 없지만, 다량으로 사용해도 지금 현재 부작용은 거의 없다고 생각되기 때문에 안심하고 사용할 수 있다.

더구나 이 호르몬제도, 유효하다고 해도 임신 초기의 유산에 대해서뿐으로, 임신 중기 이후의 유산·조산에 대해서는 효과가 없다고 생각된다. 또한 태아(胎芽)나 태아(胎兒)의 이상에 근거하는 유산에 대해서는 무효하다는 사실도 황체 호르몬제와 같다.

자궁근 이완제(子宮筋弛緩劑)

자궁근의 긴장을 제거해서 자궁 수축을 완화하는 목적으로 자궁근 이완제라고 하는 것이 임상적으로 흔히 이용된다. 이와 같은 약으로서 흔히 사용되고 있는 것에는 덕틸, 즈파질란 등의 내복약이 있다. 즈파질란은 주사약도 이용된다. 내복약은 황체 호르몬제와 마찬가지로 가정에 있어서 증상에 따라 내복할 수 있다. 상용량에서는 태아에 대한 장해가 없기 때문에 안심하고 사용할 수 있다.

이런 약들은 자궁근의 긴장을 제거하기 위해서 하복통이 있을 때에는 이 약에 의해 통증을 완화시킬 수 있다. 단, 약의 효과는 자궁 수축을 완화시키기 위해서이기 때문에 이에 태아가 사망해 있거나, 유산이 상당한 정도로 진행해 버리거나 하는 것에 대해서는 물론 효과가 없다.

임신중, 가끔 배가 땅기고 딱딱해져서, 그 때마다 유산·조산을 걱정하고 있는 사람에게는 이와 같은 자궁근 이완제는 편리하다. 정제를 항상 손맡에 두고, 땅겼을 때에 곧 복용할 수 있도록 준비가 되어 있으면 안심할 수 있다. 일을 할 때나 외출 때 등 약을 휴행하면, 위급한 경우에 항상 복용할 수 있다.

물론 이런 약은 역시 산부인과 전문의의 지도 아래에 사용할 필요가 있음은 말할 필요도 없다. 임신 후반기, 특히 7개월 이후가 되면, 보통이라도 일시적으로 배가 땅기는 경우는 흔히 있어, 반드시 이상이라고는 말할 수 없기 때문에, 그와 같은 때에는 이 약의 복용은 필요없다. 사용할 필요가 있는지 어떤지는, 역시 전문의의 판단을 존중하는 것이 중요하다.

임신 중기 이후의 절박 유산에서 자궁근의 긴장이 상당히 항진해 있어, 다른 약제를 사용해도 도저히 그 긴장을 제거할 수 없는 경우, 최후 수단의 하나로서 아편이 들어 있는 마약을 사용하는 경우가 있다. 물론 이와 같은 약은 입원해서 의사의 엄중한 관리하에, 가능한 한 소량 사용하는 것이 원칙으로, 다른 약과 같이 연일 사용하는 경우는 없다.

□수술 요법

유산·조산에 대한 수술 요법은 주로 습관성 유산·조산과 같이 지금까지 몇 번인가 유산·조산을 반복한 사람에게 이루어지는 것이 보통이다. 그러나 첫임신이라도 자궁근종이 합병하고 있는 것을 발견했을 때에는, 그 적출을 하는 경우는 흔히 있다. 이런 방법들은 제9장 습관 유산에서 자세히 서술하기로 한다.

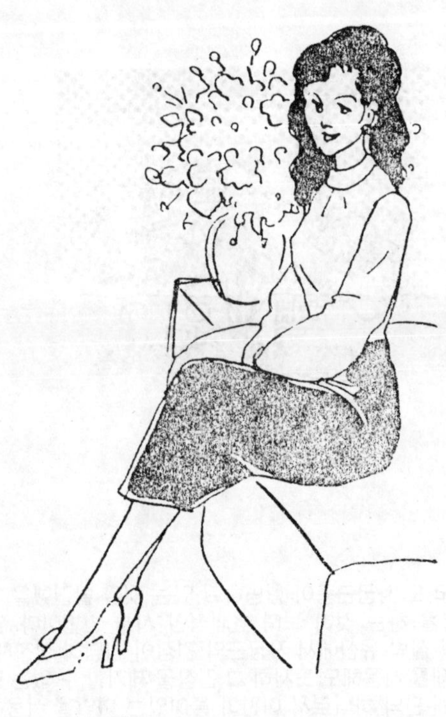

는, 그 적출을 하는 경우는 흔히 있다. 이런 방법들은 제9장 습관 유산에서 자세히 서술하기로 한다.

유산 · 조산에 대한 수술 요법은 주로 습관성 유산 · 조산과 같이 지금까지 몇 번인가 유산 · 조산을 반복한 사람에게 이루어지는 것이 보통이다

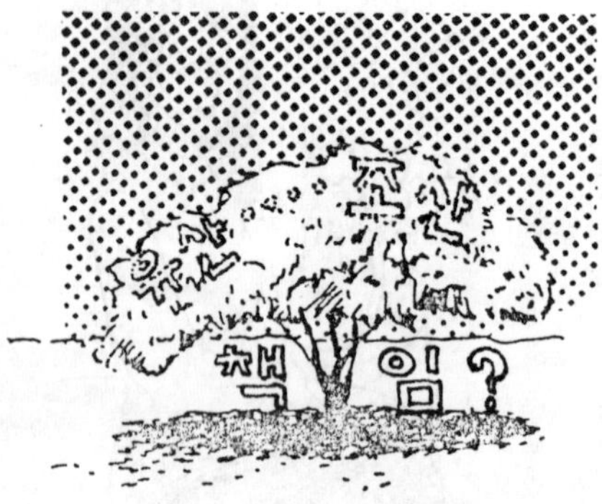

첫임신이라도 자궁근종이 합병하고 있는 것을 발견했을 때에는, 그 적출을 하는 것이 보다 효과적인 시술 방법이다. 임신 중기 이후의 절박 유산에서 자궁근의 긴장이 상당히 항진해 있어, 다른 약제를 사용해도 도저히 그 긴장을 제거할 수 없는 경우에는, 최후 수단의 하나로서 아편이 들어있는 마약을 사용하는 경우도 있다.

제 9 장

습관 유산(習慣流産)

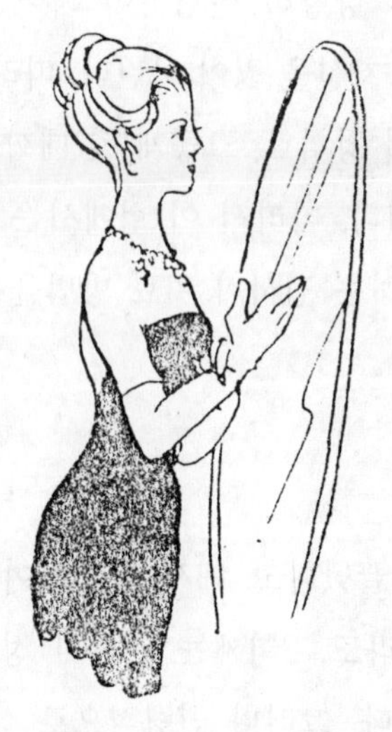

□습관 유산이란?

습관 유산(습관성 유산이라고도 한다)이란 학문적으로는 3회 이상 연속해서 유산한 경우를 말한다. 따라서, 2회 유산하고 3회째는 무사히 분만하고, 4회째에 또 유산한 것 같은 경우는, 학문적으로는 습관 유산이라고는 하지 않는다. 유산 뿐만 아니라 조산이 마찬가지로 일어나, 습관 조산이라고 하는 말을 사용하는 경우가 있다. 단, 수로서는 습관 유산 쪽을 훨씬 많이 볼 수 있다.

그러나 실제 문제로서 3회 이상, 더구나 연속해서 일어나지 않으면 습관성이라고 말할 수 없다고 해도, 그것에 대한 치료나 예방을 전혀 하지 않을 수는 없다. 1회라도 유산·조산으로 끝나서 아이를 가질 수 없었던 사람은 다음에는 이미 상당히 신경성이 되어 버려서, 2회나 계속해서 유산해 버리면, 완전히 자신을 잃어 버린다. 따라서 습관 유산·조산이란 어디까지나 산과학상의 정의로, 그렇게 될 때까지는 아무것도 하지 않는다고 하는 의미는 아니다. 따라서 이 항에서는 1회나 2회 유산·조산이 일어났을 경우에 실시하는 검사나 치료 방법을 서술하고자 한다.

□주요 검사

첫임신이 유산으로 끝났다고 해서 당황하여 정밀 검사를 할 필요는 없다. 1회째가 유산이라도, 2회째는 완전히 정상으로 경과하는 경우가 얼마든지 있기 때문이다. 그러나 연령적으로 상당히 고령, 예를 들면 30세를 넘고 있다든가, 최초의 유산 때에 자궁근종이 발견되었다든가 하는 경우가 있으면, 일찌감치 필요한 검사를 받아 두는 편이 좋을 것이다.

2회 이상 유산을 반복하고, 더구나 2회 모두 유산의 원인을 몰랐던 경우는 일단 몸 전체의 검사를 할 필요가 있다. 그 내용은 다음과 같은 것이다.

(1) 혈액 검사(빈혈의 유무, 백혈구수, 혈액형- ABO식 및 Rh식)

(2) 매독 혈청 반응

(3) 간기능 검사, 신기능 검사

(4) 갑상선 기능 검사

(5) 톡소플라즈마 혈청 반응

   이상은 1회의 채혈로, 전부 실시할 수 있다.

(6) 혈압 측정

(7) 검뇨(단백, 당, 침사 등)

(8) 당부하 시험(소위 혈당 검사)

이 중에는 이미 임신 때에 검사한 것도 있고, 또한 반드시 유산·조산의 원인에 직접 연결되지 않는 것도 있지만, 우선 전신의 건강 상태를 안다고 하는데 있어서 실시할 필요가 있다. 예를 들면 톡소플라즈마 혈청 반응이 양성으로 나왔다고 해도, 그것이 곧 유산·조산의 원인으로 연결되는지 어떤지는 별개 문제이지만, 이상의 유무를 조금이라도 자세히 조사해 두는 것은 장래에 큰 참고가 된다.

이와 같은 검사에 의해 이미 중대한 이상을 발견했을 경우에는 그것에 대해 더욱 자세한 검사를 하고, 증상에 따라 필요한 치료를 한다. 예를 들면 고혈압증, 만성 신염, 당뇨병, 갑상선 기능 항진증 등의 이상이 발견되었을 경우에는 다음의 임신 계획보다도, 우선 이런 질환의 치료를 해야 한다. 그렇게 하지 않으면 다음에 임신해도 같은 상태를 반복할 뿐만 아니라 병 그 자체가 진행되어 자기 자신의 건강을 해치게 된다.

전회의 유산 때에 자궁근종이 발견되어도, 유산 후 잠시 지나면 근종이 있는지 없는지 모르게 되는 경우가 있다. 근종은 임신중 호르몬에 의해 급속히 증대하고, 유산 후 다시 원래의 크기로 되돌아와서 거의 모르게 되어 버리는 경우가 흔히 있기 때문이다. 특히 임신이나 유산의 원인이 되는 점막하 근종은, 내진으로는 모르고, X선 검사의 하나인 자궁난관 조영법이라도 좀체로 깨끗하게 찍기가 어렵다. 그러나 그 의심이 있으면 역시 적극적으로 해야 한다.

양친에게 유산의 유전적인 소인을 갖고 있는 의심이 있는 경우에는 유전 전문의와 유전 상담을 하고, 필요가 있으면 그 혈액을 채취해서 염색체 검사를 받는다. 그러나 이것은 그다지 간단한 일은 아니다. 정확한 유전 상담을 받을 수 있는 시설은 전국적으로 아직 적어 일부의 대학 병원과 같은 시설에서 밖에 하고 있지 않는 점, 염색체 검사를 실시할 수 있는 곳이 적은 점이 그 이유이다. 정식 유전 상담을 하고 있는 곳에서는 염색체 검사도 할 수 있겠지만, 이것은 매우 번거로운 검사이기 때문에 필요하다고 인정되는 사람에게 밖에 하지 않는다.

그 외 어딘가에 이상이 인정되면 그것에 따라 그 이상의 정밀 검사를 실시한다. 예를 들면 앞에 서술한 이외의 내분비 기능 검사, 더욱 자세한 신기능 검사 등이다. 이런 검사들을 실시함과 동시에 평소의 기초 체온을 정확히 측정해 갈 필요가 있다. 기초 체온의 항에서 서술했듯이 이것에 의해 배란의 유무나 난소 기능, 즉 난소 호르몬의 분비 상태를 알 수 있다. 그리고 필요가 있으면 자궁내막 검사를 실시한다. 이 검사는 월경 개시의 수일 전, 즉 배란 후의 고온기 상태에서 월경에 가까운 시기를 택해서 실시할 필요가 있다.

□주요한 예방법과 치료법

전항에 서술한 제검사에 의해 이상이 발견될 경우에는 그것에 대해서 치료를 할 필요가 있음은 앞에서 서술한 대로이다. 그러나 어디를 검사해도 이상이 발견되지 않는 경우도 매우 많고, 오히려 그 편이 많은 정도이다.

그와 같은 사람이 다음에 임신했을 경우에 어떻게 하면 좋으냐고 하는 점이 문제가 된다. 첫째로 필요한 사항은 평소부터 정확히 기초 체온을 측정하면서 임신의 시기를 하루라도 빨리 알도록 노력하는 것이다. 빨리 임신을 깨달으면 그만큼 빨리 대책도 세울 수 있기 때문이다.

유산 예방약의 사용

임신한 사실이 확실하면 우선 유산 예방을 위해서 증상이 없는 동안부터 약을 사용하는 편이 좋은지 어떤지가 제1의 문제점이다. 이전에는 이런 목적을 위해서 황체 호르몬제가 사용되어 왔다. 특히 황체 호르몬 데포제를 1~2주 걸러 1회, 임신이라고 진단받고 나서 3개월의 말 내지, 4개월의 초까지 투여하는 방법이 이용되었다. 최근에는 황체 호르몬의 효과나 부작용에 대한 의문점에서 이전만큼은 이용되고 있지 않다.

그러나 이렇다 할 확실한 예방약이 없는 점, 황체 호르몬제도 효과가 있는 경우를 생각할 수 있는 점, 현재 사용되고 있는 정도의 양으로는 부작용에 대해서 그다지 문제가 없는 점, 빠르면 임신 3개월의 초부터 중반 무렵, 늦어도 3개월의 말까지, 초음파 도플러법으로 태아의 심음이 들리기 때문에 그렇게 하면 투여는 중단해도 좋은 점 등의 이유로, 임신 초기에 적당량을 사용하는 것이 의미가 없다고는 말할 수 없다.

안정(安静)의 실행

습관 유산의 사람이 임신했을 경우는, 임신 초기에는 적어도 지금까지보다는 일, 외출, 운동 등의 양을 줄이도록 하는 것이 중요한 것은 말할 필요도 없다. 전혀 증상이 없는 동안부터 어느 정도로 안정을 취하느냐가 문제이다. 가장 극단적인 경우는 임신 사실을 알면 곧 처음부터 입원해 버리는 것이다. 증상이 없는 한, 식사나 화장실에 갈 때에 일어나는 것은 별 지장 없지만, 그 이외에는 가능한 한 누워서 안정을 유지한다. 만일 도중에 출혈이나 하복통 등의 증상이 나타나면, 절대 안정을 지킨다.

이와 같은 방법의 평가는 의사에 따라서 여러 가지로, 적어도 대학 병원과 같이 비교적 중독한 질환을 입원의 대상으로 하고 있는 곳에서는 아무 증상도 없는 사람을 그저 눕혀 두는 것은 허가해 주지 않을 것이다. 그러나 임신 초기에 몇 번이나 유산을 거듭하고, 더구나 꼭 아이를 갖고 싶은 사람은, 이와 같은 입원을 시도해 보는 것이 절대 낭비가 아니고, 오히려 그것에 의해 비로소 아이를 갖게 되는 사람이 많다고 생각한다.

이와 같은 경우, 다만 막연히 누워 있을 뿐만 아니라, 매일 기초 체온을 측정하고, 정기적으로 소변 임신 반응 검사를 하고, 필요에 따라 초음파 도플러법이나 초음파 단층법에 의한 검사를 받고, 태아의 발육이 순조로운지 어떤지를 조사한다. 앞에 서술한 유산약을 예방적으로 사용하는 방법도 좋다고 생각한다. 그러나 입원하지 않는 경우라도, 적어도 태아의 심음을 확인할 수 있을 때까지는 자택에서 가능한 한 안정을 취하고 있는 것이 최상이다. 그 경우는, 기초 체온의 측정이나 정기적인 검사나 약의 사용에 대해서는 완전히 마찬가지이다. 만일 조금이라도 절박 유산의 징조가 나타나면 곧 입원이 필요하다.

□수술 요법

근종 적출술(筋腫摘出術)

이 수술은 특별히 습관 유산 환자에 한한 것은 아니지만, 여기에서 설명하기로 한다. 임신 중에 자궁근종의 합병이 발견되었을 경우, 그것을 방치해 두어도 좋은지, 혹은 근종만을 수술로 적출하는 편이 좋은지는 그 크기, 발생한 장소, 증상의 유무 등에 의해 판단하지만, 전문의라도 어느쪽을 선택할지 망설이는 경우가 있는 것도 사실이다. 그러나 적어도 유산의 증상이 있고 혹은 임신 중 태아 발육에 장해를 주거나 분만시에 산도를 방해하거나 자궁 수축의 장해가 되거나 할 가능성이 있을 때는 근종만을 적출하는 근종 적출술을 실시한다.

그 시기도 증상에 따라 여러 가지로 분만시만의 문제밖에 없는 경우는 임신 중에는 수술을 하지 않고, 분만시에 제왕 절개에 의해 태아를 만출시키고, 그 때에 근종 적출술을 해도 좋은 경우도 있다. 그러나 유산·조산의 원인이라고 생각되는 것 같은 경우는 임신 3개월의 말부터 4개월의 반경에 걸쳐서 하는 것이 좋다고 생각한다. 즉, 이 무렵 초음파 도플러법에 의해 태아의 심음을 확인할 수 있으면, 일찌감치 수술을 하는 편이 좋다고 생각한다. 너무 자궁이 커지고 나서 실시하면, 수술이 그만큼 커질 뿐만 아니라 수술도 하기 어려워지기 때문이다.

특히 습관 유산·조산이 있고, 더구나 원인이 근종이라고 생각될 경우는 일찌감치 입원해서 안정을 유지하고 있는 것이 좋을 것이다. 그리고 적당한 시기에 수술을 받는 것이 좋다고 생각한다. 더구나 습관 유산·조산의 원인이 자궁근종이라고 생각될 경우에는 임신 전에 근종 적출술을 받아 두는 편이 좋다고 생각한다. 그 때, 수술 후의 경과가 순조로우면

3~6개월 경과하여 임신해도 별지장 없다고 생각한다.

자궁 기형에 대한 형성 수술: 자궁 기형이란 자궁 발육의 이상에 의해 그 모양이 변해 있는 것을 말한다. 그러나 자궁 기형은 특히 드문 것도 아니고, 또 잘 임신하고, 임신 말기까지 순조롭게 경과해서 무사히 출산하는 예도 많이 있다. 따라서 자궁 기형이 있다고 해서 곧 뭔가 특별한 치료를 필요로 한다고는 할 수 없다. 그러나 습관 유산의 사람으로 분명히 자궁 기형이 원인이라고 생각되는 경우에는 형성 수술을 하는 경우가 있다.

자궁 기형 중에서도 정도가 가벼운 쌍각 자궁에 대해서는 슈트라스만 수술이라고 하는 방법이 있다. 이것은 자궁저(자궁의 윗부분)를 절개해서 자궁강을 좌우로 나누고 있는 격벽을 절제하여 좌우를 모아 맞추듯이

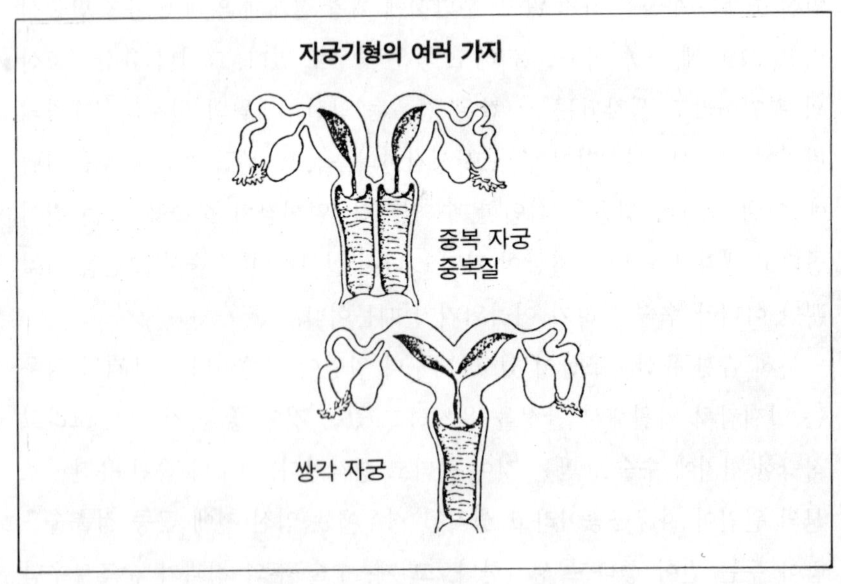

봉합해서, 자궁강을 정상 형태로 한다. 자궁체가 좌우로 나누어져 있는 정도가 높은 쌍각 자궁에 대해서는 텔린데 수술이라고 해서 좌우로 나누어진 자궁체의 각각 안쪽 벽을 절제하고, 좌우를 합쳐서 봉합하여 자궁강을 정상 형태에 가까운 것으로 한다.

자궁 기형 중에서도 가장 정도가 높은 중복 자궁은 좌우가 완전히 두 개로 나누어져 있지만, 그래도 임신하고 분만하는 사람도 많이 있다. 따라서 그것보다도 기형의 정도가 가벼운 쌍각 자궁에 대한 수술도 난용하는 것은 좋지 않다.

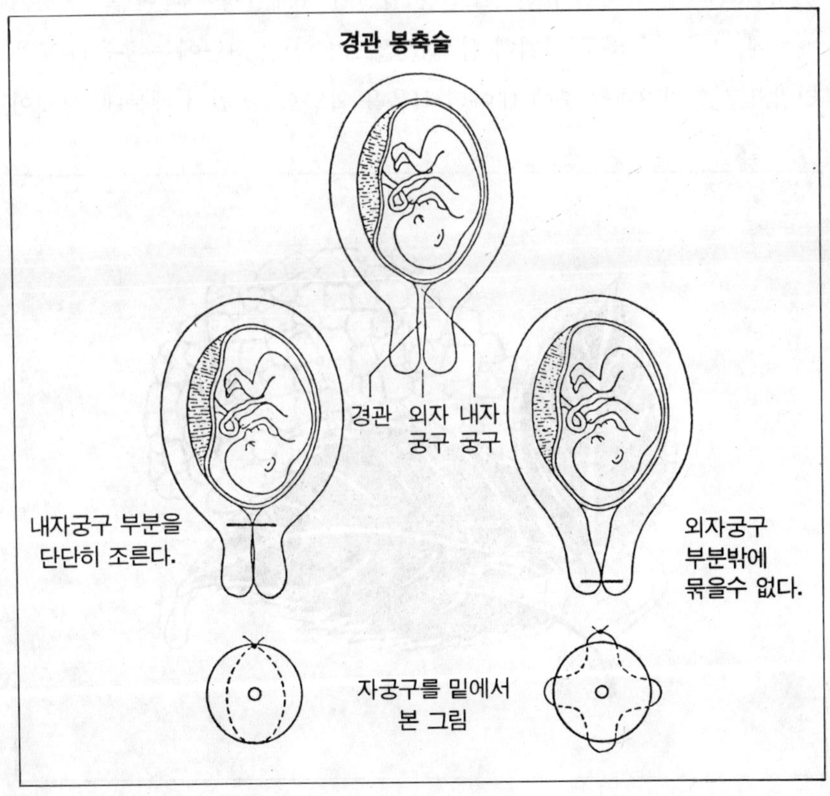

경관 무력증에 대한 경관 봉축술 : 경관 무력증(경관 부전증)에 의한 습관 유산·조산에 대해서는 이 수술이 이루어진다. 수술법으로서는 시로카 수술이 가장 훌륭하다. 이 수술은 원칙적으로 유산의 징조가 일어나기 전에 해야 하는 것으로서 증상이 시작되고 나서는 너무 늦다.

즉, 지금까지의 유산·조산의 증상이 먼저 갑자기 일어나는 파수로서 시작되고, 그 후 진통이 와서 유산·조산하는 형태의 것은 그 원인이 경관 무력증에 의한 것이라고 생각되기 때문에 다음에 임신했을 경우, 증상이 시작되기 전에 예방적으로 실시한다.

경관 무력증에 의한 유산·조산은 임신 5~6개월경에 많이 볼 수 있기 때문에 그것보다 빠른 시기에 실시할 필요가 있다. 최근에는 초음파 도플러법으로 임신 3개월 중에 태아의 심음을 확인할 수 있기 때문에, 그것이

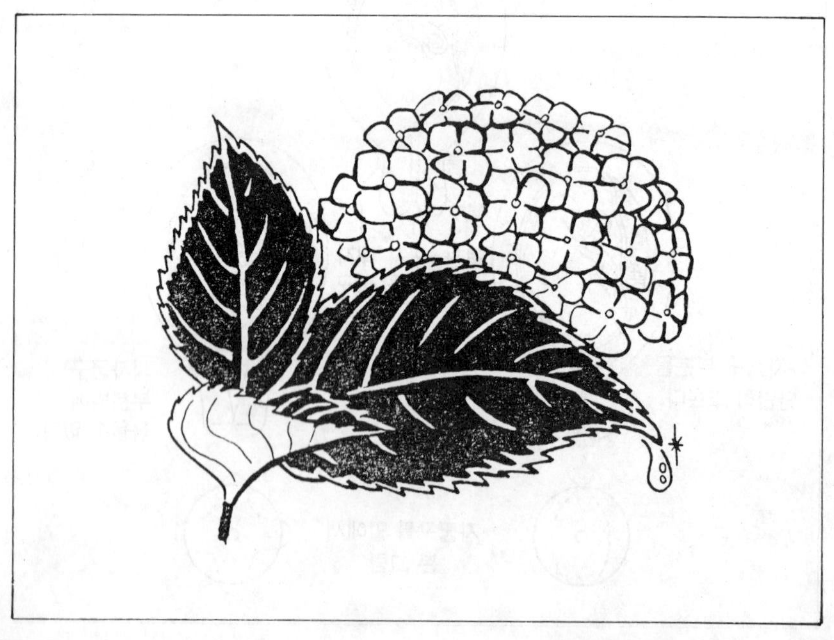

들리면 가능한 한 빨리 입원·수술 시기를 정하는 것이 좋을 것이다. 그리고 임신 4개월 초부터 중반경에 실시하는 것이 좋다고 생각한다. 그 이상 늦어지면 유산의 징후가 시작될 우려가 있기 때문이다. 만일 파수되면 이 수술을 하는 의미가 없다. 또한 파수 전에는 반드시 자궁구가 벌어지지만, 이렇게 되고 나서는 파수 전이라도 시로카 수술을 하는 것은 매우 곤란하다.

시로카 수술은 새들 마취(요추 마취의 일종으로 간단한 것)의 정도로 충분히 할 수 있다. 그 원리는 임신 중에 자궁 경관이 벌어지지 않도록 자궁 밖에서 자궁구를 끈과 같은 것으로 묶어 버리는 방법이다. 복벽을 절개하는 일 없이 질쪽에서 실시하기 때문에 수술도 30분 전후의 비교적 단시간에 끝나고 수술 후의 통증도 거의 없다.

자궁구라고 해도 자궁강을 막고 있는 것은 경관이 질로 벌어져 있는 부분의 외자궁구가 아니고, 경관과 자궁강 사이의 내자궁구이다. 따라서 이 부분을 밖에서 단단히 묶을 필요가 있다. 일반적으로 테프론 테이프나 폴리에스텔렌 튜브 등의 플라스틱이 이용된다. 마취를 하는 이상 입원이 필요하지만, 수술 후 수일 내에 퇴원할 수 있다. 그리고 그 후는 보통으로 생활해도 별지장 없다. 경과가 순조로울 경우, 임신 10개월에 들어서면 이 테이프나 튜브를 반드시 발거(拔去)한다. 제거하지 않은 채 분만하면, 경관이 찢어져 버리기 때문이다. 발거는 보통 외래에서 할 수 있다.

이 방법에 의해, 경관 무력증의 90% 이상의 사람이 순조롭게 만기 출산의 건강한 아이를 얻을 수 있다. 그리고 그 다음에 임신했을 경우도, 같은 수술을 반복하면 좋다. 수술은 2회째는 조금 하기 어려워지지만, 그다지 곤란하지는 않다. 이 수술은 앞에 서술했듯이 이미 자궁구가 벌어졌을 때는 실시가 곤란하기 때문에 부득이 맥도널드 수술을 하는 경우가 있다. 그러나 맥도널드 수술은 외자궁구에 가까운 부분을 굵은 비단실, 혹은 은선 등을 이용해서 세게 조여 버리는 방법이지만, 내자궁구의 부분에서 떨어져 있기 때문에 경관을 완전히 막을 수 없어, 유산·조산의 증상이 진행하여 파수되어 버리는 경우가 많다. 따라서 이것에 의한 성공률은 시로카 수술보다도 훨씬 뒤떨어진다.

경관 봉축술은 미리 임신 전에 실시하지 않는다. 그것을 하면 임신을 장해해서 불임이 될 우려가 있기 때문이다. 역시 임신 때마다 수술을 할 필요가 있다.

제 10 장

다음의 임신 계획

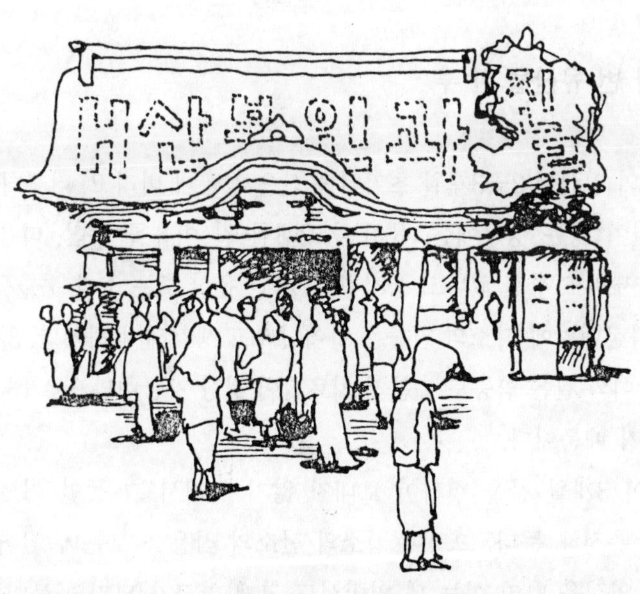

자연 유산·조산했을 경우의 임신 계획에 대해서는, 그 원인, 유산·조산의 시기, 모체의 연령과 건강 상태 등에 따라서 조건이 달라진다. 흔히 유산한 후의 2년 간은 아이를 갖지 않는 편이 좋다고 하지만, 이것은 매우 무책임한 표현이라고 생각한다. 2년 이내에 임신해도 자연 유산될 가능성이 크지만, 2년 이상 지나면 그 우려가 없어진다고 하는 보증이 있으면 또 이야기가 다르지만, 보통 그와 같은 경우는 없다. 또한 젊은 연대의 사람이라면 어쨌든, 30세 전후 혹은 그 이상의 연령의 경우에는, 나이를 먹으면 먹을수록 조건으로서는 불리한 점이 많아진다고 생각해야 한다. 조건이 허락하는 한, 가능한 한 빨리 임신하는 것이 최상이라고 생각한다. 각각의 조건에 따른 구체적인 다음의 임신 계획에 대해서 서술해 보고자 한다.

□한 번 유산을 한 후

최초의 임신이 2~3개월 초기의 유산으로 끝나 버리고, 더구나 그 원인이 확실치 않는 경우에는, 유산 후 3개월 간 여유를 주면, 다음의 임신 계획을 세워도 상관 없다고 생각한다. 자연 유산 후는 소파 수술을 받거나 해서, 자궁내막에 다소의 염증은 일어난다고 생각해야 하지만, 3개월이나 지나면 이와 같은 염증도 충분히 치료되어 정상 자궁내막으로 돌아간다고 생각되기 때문이다.

단, 이 3개월 간을 헛되이 보내지 않기 위해서 그 동안 기초 체온을 정확히 측정해 둔다. 그것이 평소의 난소의 작용을 보는데 있어서도 또 다음의 임신을 빨리 아는 데 있어서도 크게 참고가 되기 때문이다.

□반복해서 유산을 한 후

두 번 계속해서 유산해도 연령이 비교적 젊은 경우는 그대로 다시 한 번 임신을 시도해 봐도 좋을 것이다. 두 번 유산한 후, 다음 임신이 순조로워서 아이를 얻는 경우도 많기 때문이다. 그러나 연령이 30세 전후, 혹은 그 이상의 경우에는 앞에 서술한 것과 같은 정밀 검사를 받아볼 필요가 있다.

세 번 이상 계속해서 유산하면 더욱더 그렇다. 이 경우라도 반드시 이상이 발견된다고는 할 수 없지만, 역시 다음의 임신 계획을 세우는 데 있어서 참고가 되는 것은 사실이다. 만일 이상이 발견되지 않으면 역시 의미없이 피임 기간을 두는 점은 주의해야 한다. 그러나 만일 뭔가 이상이 발견되고, 더구나 그것이 유산에 직접, 간접으로 영향이 있는 것이라면 역시 우선 그것을 치료하는 방법을 생각해야 한다.

예를 들어 당뇨병이 발견되면 그것에 대한 치료를 하고, 그것이 어느 정도 좋아지고 나서 다음의 임신을 계획할 필요가 있다.

□자궁근종의 수술 후

자궁근종이 발견되어, 그 수술을 실시했을 때는, 다음에 언제 임신해도 좋은지는 적출한 근종의 크기나, 근종이 생겨 있던 장소에 따라서 다르다. 만일 근종이 자궁의 비교적 표면의 것으로, 더구나 작아서 자궁내막에 전혀 상처가 나지 않았을 경우에는, 수술 후 3개월 정도에 임신해도 좋을 것이다. 그러나 점막하근종과 같이 자궁강내에 있어, 자궁강을 완전히 절개해서 제거했을 경우에는 조금 길게 6개월 정도 피임 기간을 두는 편이 좋을 것이다.

그러나 근종은 재발이 많기 때문에 너무 피임을 오래 하는 것은 생각해 볼 문제다. 6개월이나 피임하면 충분하다고 생각한다. 근종은 특히 30대의 사람에게 많기 때문에 그런 점에서도 가능한 한 빨리 임신해서 출산하는 것이 득책이기 때문이다.

□경관 무력증에 의한 유산 후

경관 무력증에 의한 유산·조산의 경우에는 3개월 이상 지나고 있으면 이미 자궁의 회복도 충분해서 임신해도 좋다고 생각한다. 경관 무력증의 치료 자체가 다음에 임신하고 나서가 아니면 불가능하기 때문에 피임 기간을 길게 해도 무의미하기 때문이다.

□임신 중독증에 의한 유산 후

유산·조산이 임신 중독증에 의해 일어나고, 더구나 증상의 일부가 임신 중독증 후유증으로서 남아 있는 경우에는, 역시 그 증상이 경쾌하고 나서가 아니면 다음의 임신 계획은 세울 수 없다. 임신 중독증 후유증이 있는 채로 임신하는 것은 다음에 또 중증의 임신 중독증을 합병할 위험이 있고, 유산·조산을 반복할 우려가 다분히 있기 때문이다.

고혈압이나 만성 신염이 있는 경우도 마찬가지이다. 역시 다음의 임신 계획은 상당히 신중히 하지 않으면, 같은 실패를 반복할 가능성이 있다.

□포상 기태 후

포상 기태 후의 임신에 관해서도 포상 기태의 정도에 따라서 일률적으로 몇 년으로 좋다고 결정할 수 있다고는 할 수 없다. 보통은 1년간 경과가 완전히 순조로우면 좋다고 생각하지만, 2년 간은 피임하는 편이 좋은 경우도 있을 것이다. 단 이 경우도 모체의 연령을 고려할 필요가 있다. 예를 들면 35세에 아직 아이가 없는 예의 경우, 너무 오래 피임을 하면 아이를 낳을 기회를 잃어 버리게 될 지도 모른다.

최근에는 포상 기태의 예후는 다음의 임신과는 거의 관계가 없기 때문에 포상 기태 수술 후의 경과가 양호하고 기초 체온상으로도 2~3주기 완전히 정상형을 보이면 다음의 임신을 해도 별지장 없다고 하는 의견도 볼 수 있다.

이 의견에 따르면 포상 기태를 경험한 다음의 임신은 포상 기태의 그 후의 경과를 악화시키는 경우는 없기 때문에 일찌감치 임신해도 좋다고 하는 사고 방식이다. 물론 이와 같은 예는, 포상기태 그 자체도 그다지 진행하고 있었던 것은 아니고, 그 후의 경과도 매우 순조롭고, 자궁의 수축도 좋고, 출혈도 곧 멈추고, 임신 반응도 단기간 사이에 음성화하고, 기초 체온도 빠른 시기에 2상성의 정상 배란 주기로 회복한 경우에 한한다. 이것에 대해서 포상 기태 후 언제까지나 출혈이 계속되거나 임신 반응이 양성이거나 혹은 기초 체온이 상당히 오랫동안 정상이 아니거나 했을 경우는 또 별도로 생각할 필요가 있다. 그 경우는 그 예에 따라서 피임 기간을 연장시켜야 한다.

□자궁외 임신 후

자궁외 임신 후는 달리 이상이 없을 경우 체력만 회복하면 곧 임신해도 별지장 없다. 그러나 빈혈이 남거나, 만일 수혈에 의해 혈청 간염이 발증하거나 한 경우에는, 그것이 충분히 경쾌하고 나서 임신할 필요가 있다.

자궁외 임신의 큰 원인으로서, 난관이나 그 주위의 만성 염증이 생각되고 있다. 만일 이와 같은 염증이 양쪽에 존재하고 있을 때는, 다음에 임신했을 경우에도, 또한 자궁외 임신을 일으킬 가능성이 있다. 그러나 다음의 임신이 정상으로 경과할지, 또는 자궁외 임신이 될지는 임신해 보지 않으면 모른다. 실제 문제로서, 때로는 자궁외 임신을 2번 반복하는 사람도 볼 수 있지만 그것은 오히려 적고, 다음에는 정상 임신하는 경우 쪽이 훨씬 많아지고 있다.

제 11 장

미숙아(未熟兒)가 태어나면

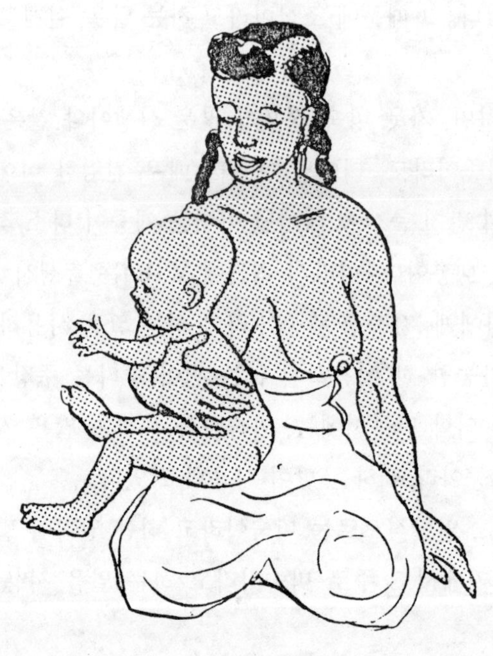

□미숙아, 조산아, 저출생 체중아란

　미숙아란 세계 보건 기구(WHO)에서는 출생시의 체중이 2,500g 이하의 신생아를 말하고, 이것은 임신 기간에는 무관하게 이용된다.

　이것에 대해 조산아란 임신 8개월째의 초부터 10개월째의 반까지(분만 예정일보다 14일 이상 전)에 출생한 신생아에 대해서 이용되는 말이다. 조산의 시기가 빠르면 빠를 수록 출생시 체중도 적어, 미숙아가 되는 비율도 많아진다. 따라서 이전에 조산아는 미숙아와 거의 같은 의미로 이용되어 온 경향이 있었다. 그러나 임신 10개월에 들어서면, 가령 조산이라도 2,500g을 넘는 경우도 적지 않아, 조산아와 미숙아가 일치하지 않는 경우를 많이 볼 수 있다. 그 때문에 조산아라고 하는 말은, 실제로는 별로 이용되고 있지 않다.

　미숙아라고 하면, 자못 미숙 징후가 많은 신생아와 같은 인상을 주지만, 2,300g의 체중이라도, 태어날 때부터 매우 건강한 아이도 얼마든지 볼 수 있다. 특히 만기 출산에 태어난 아이는 체중이 다소 적어도 건강하게 자라는 것이 보통이다. 따라서 최근에 WHO는 출생시 체중이 2,500g 이하의 신생아에게 '저출생 체중아'라고 하는 말을 사용하고, 미숙아라고 하는 말은 가능한 한 이용하지 않는 편이 좋다는 주장을 하고 있다. 그 때문에 현재 의학 전문서에는, 미숙아라고 하는 말은 거의 이용되지 않고, 저출생 체중아라고 하는 말이 사용되고 있다.

　그러나 현재도, 일반적으로는 미숙아라고 하는 말쪽이 널리 이용되고 있기 때문에 여기에서도 주로 미숙아라고 하는 말을 사용하기로 한다.

□미숙아의 특징

미숙아는 만기 출산의 성숙아의 형태를 작게 했을 뿐인 것은 아니다. 모체 속에서 성장해 가는 단계 도중에, 갑자기 자궁 밖으로 나와 버리는 경우가 많기 때문에 몸의 여러 가지 기관이 미발달하고, 그것도 임신 기간이 짧을수록 저명한 것은 당연하다. 일반적으로 미숙아는 피부가 얇고, 주름이 많고, 붉은 기가 강하고, 배냇털이 온몸에 남아 노인과 같은 생김새를 하고 있다. 머리의 뼈는 부드럽고, 남자 아이는 고환이 아직 음낭 속으로 내려가지 않고, 뱃속에 머물러 있는 경우가 있고, 여자 아이는 소음순이 대음순보다 커서, 밖으로 나와 있는 것을 볼 수 있다.

출생시의 체중은 임신 기간에 의해 크게 좌우되지만, 대개 다음과 같다.

임신 제6월말——600~750g

임신 제7월말——1,000~1,200g

임신 제8월말——1,500~1,800g

임신 제9월말——2,300~2,700g

임신 제10월말——2,900~3,400g

이와 같이, 제7월말까지는 체중이 상당히 적어 이 시기까지 태어났을 경우에는, 다음에 서술하듯이 모체에 있어서 생활력이 약하기 때문에 대부분이 사망해 버린다. 그러나 임신 제8월에 들어서면, 체중이 1,500g을 넘는 것도 많아, 생육할 가능성이 높아진다. 그리고 또 제9월말까지 모체내에서 자란 것은, 이미 대부분이 2,000g 이상 이르고 있기 때문에 특별히 발육상의 결함이 없는 한, 조산이라도 거의 100% 생육한다.

□미숙아의 불리한 점

미숙아가 성숙아와 비교해서 뒤떨어지고 있는 점은 여러 가지 있지만, 가장 큰 차이는 호흡하는 능력이 낮은 점이다. 따라서 조산 미숙아의 사망 원인의 대부분이 호흡 장해에 있다.

이것은 폐의 발육이 미숙하기 때문에 호흡 동작을 해도, 산소와 탄소 가스를 교환하는 폐포의 퍼짐이 불충분하거나, 그 속에 분비액이 고이거나 해서, 가스 교환을 하기 어렵기 때문이다. 극단적인 경우에는 폐포 표면에 이물의 막면이 생겨서 그것을 덮어, 호흡 곤란을 촉진하는 폐유리막증(肺硫子膜症)이라고 일컬어지는 변화가 일어나서, 신생아를 사망시키는 경우가 있다.

체온 조절의 능력도 불완전하기 때문에, 미숙아는 보통 보육기 속에서 충분한 힘이 생길 때까지 길러 주어야 한다. 체중이 적게 나갈수록 보육기 내의 온도를 높이고, 적절한 습도를 줌과 동시에 산소를 보육기내에 흘려서 산소 부족에 의한 티아노제의 발생을 막는다.

포유력도 약하고, 또 가령 포유시켰다고 해도 토하는 경우에 그것이 기도에 막혀서 질식할 우려가 있기 때문에 포유에도 충분히 신경을 쓸 필요가 있다. 따라서 포유력이 약한 미숙아에게는 코에서 위속으로 카테테르를 넣어, 그곳으로 1번에 조금씩 몇 회에 나누어 영양을 주도록 한다. 신생아에게는 생후 2,3일경부터 생리적 황달을 볼 수 있는 것이 보통이지만, 이것은 일시적인 것으로 걱정할 필요가 없다. 때로 중증 황달이라고 일컬어지는 상태가 되어 신생아가 사망하거나, 치료되어도 심한 마비 증상을 남기는 경우가 있다. 미숙아에게도, 중증 황달은 가끔 볼 수 있다.

미숙아의 모체에 있어서 발육은,자궁내에 있어서의 경우보다 늦고, 그 때문에 몸 전체로서도 발육이 늦다. 예를 들면, 신생아는 생후 수일 간은 체중이 감소하고, 약 1주일 후에 원래대로 돌아온다. 이것을 생리적 체중 감소라고 해서 출생 직후의 소변이나 대변 등의 배설량이 포유량보다 상회하는 데에 의한다. 미숙아의 경우는 이 체중 감소율이 성숙아보다 클 뿐만 아니라 출생시 체중으로 회복할 때까지의 기간이 길어 1개월이나 걸리는 경우가 있다.

미숙아의 경우, 최근 크게 문제가 된 것이 미숙아 망막증(미숙 망막증이라고 하는 말이 최근 학자 사이에서 사용되고 있다)이라고 하는 병이다. 이것도 미숙도가 높은 신생아에게 많이 발생한다. 그 대부분이 출생시 체중 1,800g 이하, 혹은 임신 기간이 제9월의 반 이전까지 태어난 것에 일어나고 있다. 이 병은 산소 요법에 의해 발증하기 때문에 미숙아에게 고농도의 산소를 주는 것은 위험하다고 하지만, 최근의 연구에서는 미숙아측의 소인(체중)이 크게 관여하고 있다고 생각되고 있어, 역시 미숙아의 미숙함이라고 하는 점이 가장 큰 문제가 되는 듯하다.

이와 같이 미숙아는 수많은 불리한 점을 갖고 있을 뿐만 아니라, 후유증을 남겼을 경우에는, 키우는 부모에게 있어서도 큰 부담이 된다. 그와 같은 점에서 봐도, 미숙아를 낳지 않도록, 가능한 한 노력을 기울이는 것이, 부모에게 있어서도, 그것을 관리, 지도하는 의사에게 있어서도 중요한 점이다.

□ 미숙아가 태어나면

미숙아를 전문적으로 양육하는 미숙아 센터가 있다. 이곳에는 여러 가지 특수한 설비가 있고, 숙련된 의사, 간호사, 조산부가 있어 관리에 임하고 있기 때문에 이와 같은 시설에 맡겨서 키우는 것이 좋을 것이다.

미숙아의 모체에 있어서의 발육은, 자궁 내에 있어서의 경우보다 늦고, 그 때문에 몸 전체로서도 발육이 늦다. 따라서 가능한 한 미숙아를 낳지 않도록 노력을 기울이는 것이 부모된 도리이다.

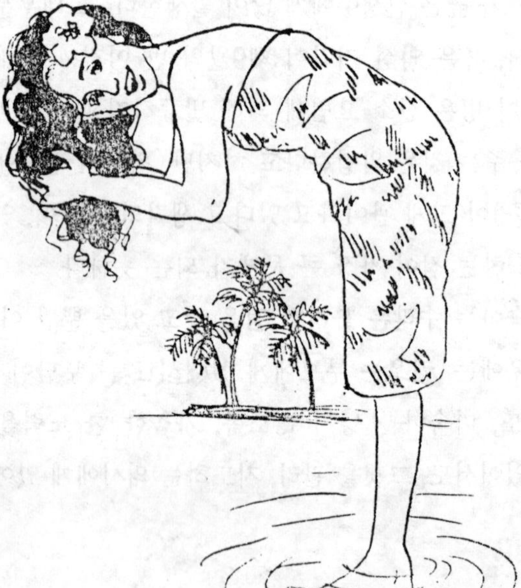

기초 체온의 지식

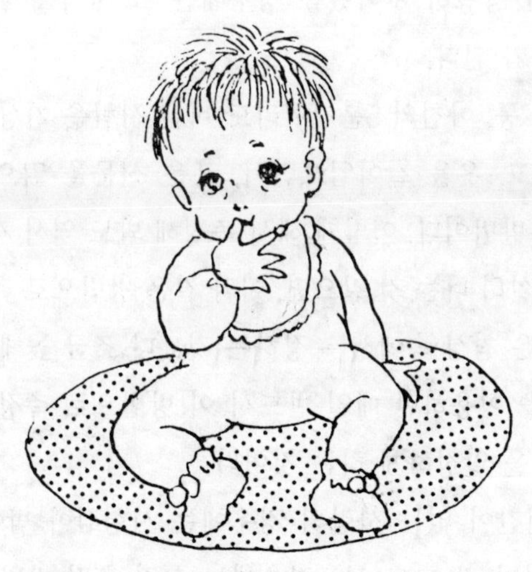

□기초 체온의 올바른 측정 방법

기초 체온의 올바른 측정 방법은 매일 아침 기상시에 자리를 떠나기 전에 잠자리에서 정확히 5분간 입 속에서 체온을 측정한다. 한 번 일어나면 부정확해지기 쉬우므로, 자기 전에 체온계는 잘 흔들어 내려서 머리맡의 손이 닿는 범위에 넣어 둘 것, 체온계는 입 속에 넣고, 혀 아래쪽에 끼우고 입 속을 꽉 다물어 잘 고정한다.

측정 시각은 매일 아침 가능한 한 일정하게 하도록 노력한다. 시각이 빠르면 낮게, 늦잠을 자면 잘수록 조금 높게 나오는 경향이 있다. 그러나 늦잠을 잤을 때라도, 측정하지 않는 것보다는 측정하는 편이 좋다. 그와 같이 측정 시각이 상당히 벗어났을 경우에는 그 시각을 거기에 기입해 두면 나중에 참고가 된다.

만일 직업 여성 등, 아침의 5분간이라도 바쁜 사람은 기상하면 곧 체온계를 입 속에 물고, 옷을 갈아입으면서, 혹은 신문을 읽으면서 측정해 보는 것도 하나의 방법이다. 이렇게 해서 측정해 봐도 역시 저온기와 고온기의 온도차가 확실히 나는 것 같으면, 이와 같은 방법으로 측정해도 상관없다. 단, 이 방법은 침상 속에서 측정하는 것보다 조금 높게 나오기 때문에 이 측정 방법을 이용하면 매일 반드시 이 방법으로 측정하도록 한다. 어쨌든 측정 방법을 일정하게 하는 것이다.

아침 도저히 시간이 없는 사람의 경우에는 시험삼아 밤에 측정해 보고, 그래도 온도차가 잘 나타나는 경우에는 그런 측정 방법도 가능한다. 예를 들면 밤 11시에 텔레비전을 보면서 측정한다고 할 수도 있다. 일반적으로 기초 체온은 주간이나 밤에 측정하면 저온기와 고온기의 온도차가 줄어들어 그 미묘한 변화의 경과가 별로 확실치 않게 된다. 따라서 피임 목적에 사용하는 것 같은, 다만 배란기만을 알면 된다고 하는 경우는, 그래도 좋을 것이다. 그러나 불임증인 사람이 임신을 희망하거나 습관 유산인 사람이 유산을 예지하기 위해서는 정확한 배란 시기나 고온기의 온도 상태도 자세히 알아야 하기 때문에 이와 같은 방법은 피하고, 반드시 매일 아침 기상시에 측정하도록 한다.

□체온계의 선택 방법

체온계는 겨드랑이 밑으로 측정하는 보통의 것이라도 괜찮지만, 기초 체온을 전용으로 측정하는 부인 체온계가 시판되고 있다. 감기가 걸리지 않는 한, 기초 체온의 높이는 35.8~37.2℃ 정도의 범위를 상하하기 때문에 여성 체온계는 이 부분의 온도를 중심으로 눈금을 크게 해서 자세히 읽을 수 있도록 하고 있다. 따라서 부인 체온계를 사는 것이 최상이다. 보통의 체온계를 이용하는 경우도 입 속에서 측정하는 점에는 다름없다.

□기초 체온의 기입법

기초 체온을 측정할 때의 주의로서 매우 중요한 점은 '반드시 소정의 기초 체온 기록 용지를 사용하도록 하고, 스스로 그래프 용지에 체온표를 만들지 않는다'는 점이다. 기초 체온표에서는 온도의 상하하는 미묘한 변화를 읽고 배란 시기나 임신 성립의 유무, 유산이나 이상 임신의 가능성 등을 읽는다. 그 변화를 잘 볼 수 있도록, 기초 체온표는 상하 온도의 눈금 폭과 좌우 월일의 눈금폭의 비율이 가장 적당해지도록 생각해서 만들고 있다.

기초 체온의 기입법

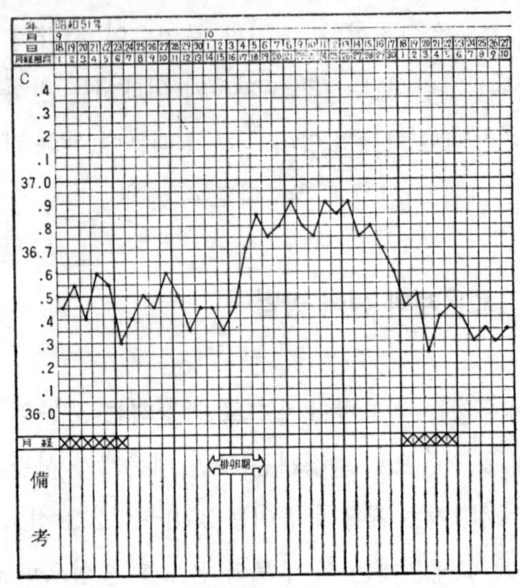

그것을 스스로 멋대로 만들면 대개는 좌우의 월일 눈금폭이 너무 넓어지기 때문에 상하의 변화가 적어 평탄한 곡선이 되어 버려서 배란 시기 고온기의 지속일수조차 읽을 수 없게 되어 버린다. 반대로 상하의 눈금폭을 너무 크게 하면, 이번에는 온도가 크게 상하해서, 역시 매우 읽기 어려워진다. 병원에 따라서는 기초 체온 기록 용지를 준비하고 있어, 배부받을 수 있다.

더구나 약을 사용하거나 검사를 하거나 했을 경우, 혹은 감기에 걸려서 온도에 변화가 있었을 경우 등 필요하다고 생각되는 사항은 반드시 기초 체온표에 기입해 두도록 노력할 필요가 있다.

□정상의 기초 체온과 배란기

매월 배란을 보이고 정상으로 난소로부터 난포 호르몬, 황체 호르몬의 분비가 있는 부인의 기초 체온표는 월경 중 및 그 후 잠시 계속되는 저온기(저온상이라고도 한다)와 배란 후 월경 개시의 시기까지 계속되는 고온기(고온상이라고도 한다)를 깨끗하게 계곡과 산과 같이 나누어 볼 수 있고, 이와 같은 기초 체온을 2상성이라고 한다. 반대로 깨끗하게 2상성을 보이는 것은 배란이 있다고 할 수 있다. 배란 후의 체온 상승은 황체 호르몬에 의하기 때문이다.

이것에 대해 배란이 없는 것은 황체 호르몬의 분비가 없기 때문에 저온기가 계속될 뿐 고온기가 나타나지 않는데, 이것을 일상성이라고 한다. 일상성의 경우는 가령 월경이 주기적으로 있었다고 해도 배란은 없어 그것을 무배란성 월경이라고 한다.

기초 체온의 높이는 상당히 개인차가 있는 점, 또한 같은 사람이라도 측정 시각이나 측정 방법에 차이가 있기 때문에 일률적으로는 말할 수 없지만, 저온기가 36.2~36.5℃, 고온기가 36.8~37.1℃의 범위를 상하하는 것이 일반적이다.

시판 기초 체온 기록 용지에서는 36.7℃의 지점에 옆으로 붉은 선이 그어져 있기 때문에 이 선을 중심으로, 저온기와 고온기가 나누어지게 된다. 그런데 지금 서술했듯이 기초 체온에는 개인차가 있어서 평열이 낮은 사람은 기초 체온도 전체적으로 낮고, 그 경우는 고온기라도 붉은 선보다 위에 나타나는 부분이 적어진다. 평열이 높은 사람은 반대로 전체적으로 온도가 높아져서, 붉은 선 위에 나타나는 부분이 많아진다.

기초 체온이 정상이냐 어떠냐의 판정은 저온기(계곡)와 고온기(산)를 확실히 구별할 수 있는지 어떤지 산의 모양에 울퉁불퉁 등의 이상은 없느냐에 의해 결정되는 것으로, 이 붉은 선과는 직접 관계는 없다. 따라서 특히 체온이 전체적으로 낮은 사람은, 이 붉은 선이 오히려 판정을 흐리게 해서, 오히려 붉은 선이 없는 용지 쪽이 사용하기 쉽다고 말할 수 있다.

앞에 시판 기록 용지를 사용하도록 권했지만, 그 속에 기재되어 있는 기초 체온의 설명에는 큰 잘못이 있다. 그것은 '저온기에서 고온기로 옮겨 갈 때에 체온 결락일이 있어, 그 날이 배란일이다'고 설명되어 있는 점이다. 이것은 반드시 그렇다고는 할 수 없기 때문에 주의가 필요하다.

대부분의 사람의 기초 체온을 보고 있으면, 완전히 정상인이라도 배란기에 확실히 체온의 하강을 보인다고는 할 수 없다. 오히려 그와 같은 결락일이 없는 것이 일반이다. 이 설명도를 보고, 체온 결락일이 없으면 배란이 없는 것이 아닐까 라고 오해하고 있는 사람도 상당히 많기 때문에 주의를 요한다.

또 하나의 문제는, 가령 기초 체온을 측정하고 있어도 '배란일'은 이날이라고 한정할 수 없다고 하는 점이다. 남편 이외의 정액을 이용하는 비배우자간 인공 수정(AID)을 해 보면, 시판 배란일이라고 기재된 날보다 이전의 저온기라도, 그 후의 고온기라도, 그 근변에서는 임신하는 사실을 알고 있다. 이 사실에서, 현재 '배란은 저온기의 최종일을 중심으로 그 전후 2일씩 합계 5일간 사이에 있다고 생각되고, 이것을 배란기라고 한다'고 하는 편이 옳다. 따라서 기초 체온을 정확히 측정하고 있어도, 알 수 있는 것은 배란기로, 배란일을 정확히 몇 월 몇 일이라고까지 지적할 수는 없다. 그것은 특히 피임 목적에 사용할 때에는 중요한 점으로, 고온이 된 순간에, 피임 방법을 취하지 않고 성교를 하면 임신할 우려가 있다.

□기초 체온 곡선의 여러 가지 형

앞에 기초 체온을 크게 나누면, 2상성과 1상성이 있다고 서술했지만, 그것을 더욱 자세히 분류할 수 있다. 사람에 따라서 여러 가지 형태의 기초 체온 곡선이 나타나는데 다음 그림과 같이 6가지 형으로 분류해 볼 수 있다.

(1) I형은 정상이다.

(2) II · III · IV형과 같이 고온기의 상승이 불충분하거나 도중에서 내려가거나 하는 것은, 일단 배란은 있지만, 난소 기능이 불완전하고 황체 호르몬의 분비가 불충분하다고 생각된다. 그러나 일부에는 무배란의 것도 있을 수 있다.

(3) V형은 고온기가 짧은 것으로, 배란이 있는 경우도, 없는 경우도 있다.

(4) VI형의 것은 일상성으로 무배란이다.

이상과 같은 사실로부터 II · III · IV형의 사람으로 불임증이나 유산의 경험이 있는 경우에는 적절한 호르몬 요법의 필요가 생각된다.

기초 체온 곡선의 여러 가지 형

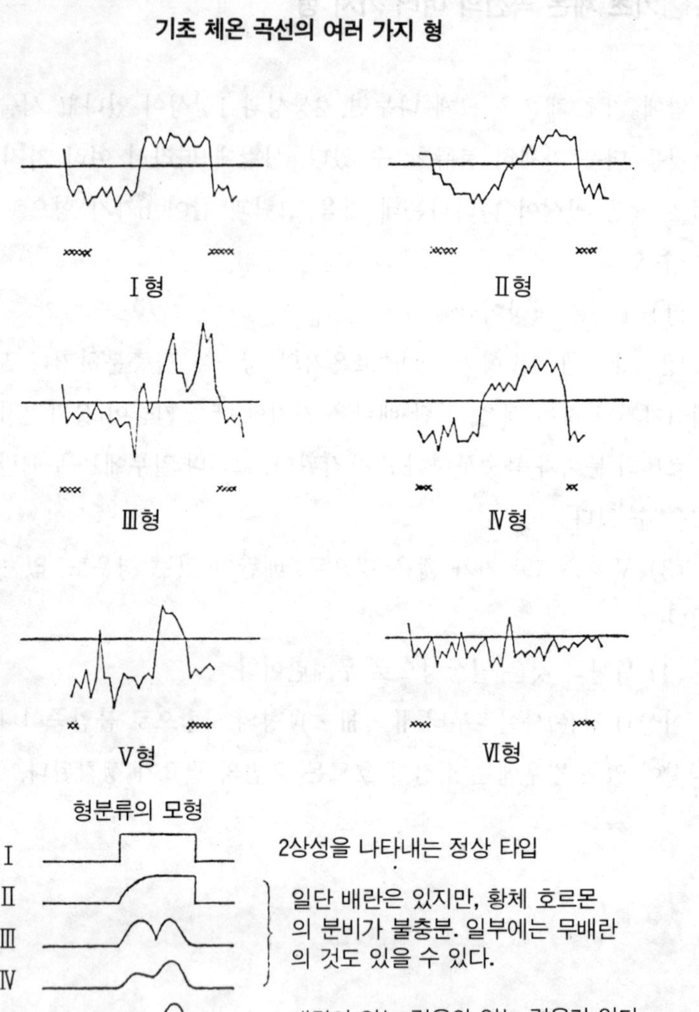

판권
본사
소유

현대가정의학시리즈-35

유산·조산의 예방과 치료법

2013년 9월 25일 인쇄
2013년 9월 30일 펴냄

지은이 현대건강연구회
펴낸이 최상일
펴낸곳 태을출판사
주　소 서울특별시 중구 동화동 52-107 동아빌딩내
전　화 02·2237·5577
팩　스 02·2233·6166
등　록 1973년 1월 10일 제 4-10호

ISBN　89-493-0422-8　13510

＊ 잘못 만들어진 책은 잘된 책으로 바꾸어 드립니다.

● **주문 및 연락처**
우편번호 100-456
서울특별시 중구 동화동 52-107 동아빌딩내
전화 02·2237·5577　**팩스** 02·2233·6166